整える「瞑想」の習慣

改變人生的冥想習慣

每天3分鐘練習，找回自癒力，看見強大的變化

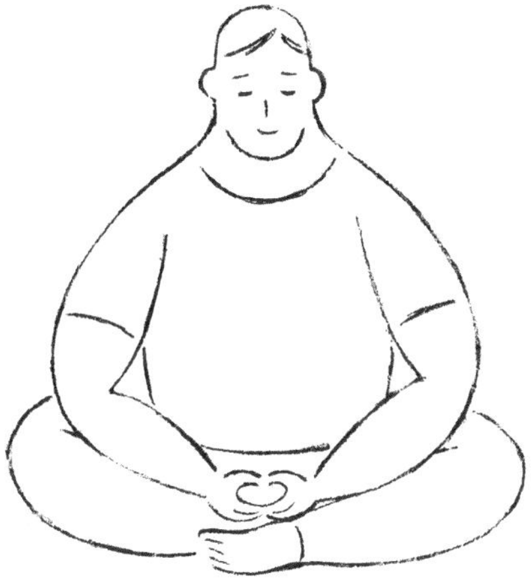

蔡麗蓉——譯

加藤史子

Kato Fumiko

推薦序

冥想，探索真正自我的絕佳途徑

長久以來，總有許多學生問我：「老師，要怎樣做才算是靜心冥想？」、「我每天都非常忙碌，這樣有辦法靜心冥想嗎？」、「靜心冥想是要修行的人做的吧？我只是普通人需要冥想嗎？」……。因為逐一解釋太累，索性我開始嘗試找尋網路文章、紙本書籍，看能否有個靜心冥想的完整介紹，直接給學生參考。可惜緣分一直沒有出現，直到副總編找我錄製書中冥想引導，當我看完這本書的稿件，驚為天人，這不就是我心中的理想入門書嗎！

靜心冥想沒這麼難，從「簡單冥想」試試看

靜心冥想是人人可上手的「心靈運動」，歐美已有非常多中小學，在日常課程加入靜心冥想練習，如果小學生都能做到，相信對大眾都沒什麼困難的喔！

本書最棒的第一點，就是Part 2的「從簡單冥想開始試試看」，如果一分鐘就能讓我們找回力量，為何不好好投資自己這一分鐘呢？作者用簡易明瞭的指引，讓初次體驗冥想的朋友，也能輕鬆進入狀況，不論是日常捷運通勤或排隊等候的時間，都可以放下手機，輕輕閉上眼睛，藉由冥想回歸自己的力量，就是最佳的日常心靈充電。

完整蒐羅「實用冥想」，潛意識的力量讓生活幸福度UP

我時常與學生分享，靜心冥想不是要特別撥出一、二個小時的禪修，靜心冥想是「完全陪伴自己」的重要過程。生活中總有各種考驗與難題，在這些生命中的困難時刻，我們如何幫助自己更有智慧、更有力量？靜心冥想，絕對是最重要的途徑之一。

靜心冥想可以鍛鍊心靈的免疫力，提升我們對於生命低潮、困境的耐受度與

翻轉力量，因為當我們暫時放下所有事情，閉上眼感受自己的呼吸，代表我願意真誠陪伴自己、給自己力量，這時能連結我們龐大的潛意識寶庫，潛意識佔據我們總體意識九十％以上，藏有許多豐富的智慧與力量，連結潛意識，就是喚醒我們心中的巨人。

本書 Part 7 完整臚列各種日常生活不同狀況的快速調整冥想，運用簡單方法、藉由潛意識調整狀態，這是深具實用性的心靈工具書。靜心冥想，並非過去大家認知的長時間禪修靜坐，如果我們已經知曉運動對身體健康的助益，更需明白，身體與心靈同等重要，靜心冥想就是心靈的運動健身，需要日常時時鍛鍊，就能令心靈強壯、心想事成，翻轉過去、走向幸福！

全球超世紀催眠研究協會理事長　沈伶

前言

假如凡事都能夢想成真，你想要變成怎樣？
如果凡事都能心想事成，你希望實現什麼？
假使這些事情在冥想過後就能變成事實的話，你覺得你的人生會如何變化？

很多人進行冥想過後，在工作上都能功成名就，甚至有人做完冥想之後，在私底下更是好運連連發。
包含谷歌在內，愈來愈多公司採納了冥想的做法。
冥想的效果，就是像這樣在全世界廣受普羅大眾認同。
冥想具有讓人生劇戲性改變的力量。例如……

◆身心都不易疲憊，變得充滿活力。

◆思緒清晰，判斷力提升，疏失減少。

◆情緒不受動搖，人際關係的困擾及問題也減少了，最後能使壓力減輕。

◆注意力集中，可有效善用時間，工作順利進展，不再被時間追著跑，最終能在工作及讀書方面功成名就。

◆人生不再迷惘，每天都能過得非常充實。

當你能經由冥想獲得這些好處，你的未來會出現哪些變化呢？冥想能為自己帶來如此開心的變化，實在沒理由不去好好運用吧？

冥想人人都做得到，而且做法很簡單。在接下來的頁面中，將有一個你滿心期盼的未來新舞台在恭候大駕。

PART 1 冥想會發生什麼變化？

PART 2

從簡單冥想開始試試看

PART 3

「改善身體不適」的療癒冥想

PART 4 「改善心理健康」的療癒冥想

PART 5 實現夢想的冥想

附錄

透過聲音聆聽的冥想

PART

1

冥想
會發生什麼變化？

「思緒清晰透徹」、
「不受情緒左右」、
「從容度日，不被時間追著跑」……
將冥想融入日常生活當中，
你就會發生這麼多的好事。
在本章節中，將介紹冥想的優點給大家，
幫助大家在工作以及人生的重要局面，
提升專注力、展現成果。

為什麼許多成功人士都加入了冥想的行列？

起初冥想會在日本廣為人知，應該是受到連續擔任三屆世界盃日本國家足球隊隊長一職，長谷部誠選手著作的《心を整える（編譯：整頓內心）》一書所影響。

長谷部選手在採用冥想之前，據說心靈敏感脆弱，心理及身體狀況更是不堪一擊。但是自從他每天進行冥想之後，內心穩定下來，比賽表現變好，比賽結果才開始能夠達到要求。

我在閱讀這本書的時候，對於長谷部選手都做了些什麼？為什麼會出現這樣的變化？一直興致勃勃。

日後當我著手鑽研冥想，親身實踐過後，才終於明白，正是因為養成了冥想的習慣，長谷部選手才能在與世界強敵對戰的世界盃中，克服重重壓力，善盡隊長一職。

除了長谷部選手之外，最為人所知的，還有前美國職業棒球大聯盟選手鈴木一朗，他同樣也有冥想的習慣。

不只在運動界，商場上採行冥想的人更是比比皆是。例如比爾・蓋茲以及史帝夫・賈伯斯，還有日本的稻盛和夫，這些知名人士都加入了冥想的行列。

許多藝人和好萊塢明星，同樣也是冥想的愛好者。像是披頭四樂團成員、瑪丹娜、女神卡卡、麥可・傑克森、李察・吉爾、黛咪・摩爾、奧莉薇亞・紐頓、妮可・基嫚……族繁不及備載，許多名人在實踐冥想之後，無不交出了亮眼的成績單。

除了在個人方面，就連企業團體，採納冥想的公司也是與日俱增。包含谷歌將冥想納入了員工教育的一環，蘋果、雅虎、耐吉等公司也紛紛開始導入冥想。

為什麼一流的運動選手及藝人們，還有一流企業的 CEO，都有冥想的習慣呢？

這是因為進行冥想之後，即便身處於龐大壓力或高壓之中，還是能夠保持平

常心的緣故。藉由冥想，可以減輕壓力，擁有不會累的身體。除此之外，即便在需要迅速做出判斷的場合下，還是能夠展現敏銳的直覺，專注地發揮創造力，讓自己可以變得更有價值。而這些成功人士，大家都實際驗證過冥想的效果，所以深知這些道理。

如今，加入冥想行列的人數一天天不斷增加，在美國除了大企業之外，甚至在機場裡也開始設置了冥想室。

在醫院方面，目前也有醫師將冥想納入了治療的一環。因為歷經逾30年的研究之後，已經證實冥想具有緩解慢性疾病疼痛的效果，還能提升免疫力，而且對於減輕壓力格外有效。除此之外，在政府機關、學校以及監獄，也陸續在舉行冥想的講座。

何為冥想？

我將冥想，做了以下的定義。

冥想就是靜下心來，讓心念專注於某事某物上、靜心後達到無心的境界、閉上眼睛使思維完全平靜下來。冥想可運用在廣泛範圍，包含偏向日常行為，單純只是為了找回身心寂靜的冥想，甚至還有能獲得終極智慧的冥想。訓練專注力的目的，是為了釐整思維過程，追求身心健康。有時候冥想的目標是要達到放鬆，有時則是為了進行某種心理治療。

冥想的目的有很多種，而且手法眾多。不過進行冥想的共通點都是要靜下心來，藉由到達心靜的狀態，以期能獲得心理層面的效果。

在這個世界上，冥想的手法十分多樣化，無法從頭到尾完整地為大家作介紹。本書將參考我這個心理治療師親身體驗過的冥想，從中為大家介紹感覺特別好，以及效果特別顯著的幾種冥想法。

深入了解冥想的效果

大家知道，藉由冥想可以看出怎樣的效果嗎？

我自己在實踐冥想之前，從來沒想過冥想居然會出現這麼多的效果。待我實際嘗試冥想，親身體驗過這些效果之後，才發現冥想在我身上成效極佳、十分值得一試，甚至敢肯定地說：「我會永遠保持冥想的習慣」。

話說回來，冥想在我身上出現了哪些效果呢……？

◆頭腦不會累了。

◆身體不會累了。

◆不再受情緒左右。
◆身體的疼痛減輕了。
◆安穩好眠，且一覺醒來神清氣爽。
◆身材變瘦了。
◆擺脫被時間追著跑的焦慮感。
◆不斷有好事發生。
◆夢想實現了。
◆這輩子能夠活出自己的人生使命。

這些效果，我確確實實完全體會到了。

接下來，我將為大家具體介紹我自己在進行冥想之後，親身經歷到的效果，只不過每個人對於冥想的效果感受各有不同，所以請大家一定要親自來嘗試看看冥想的效果。

頭腦不會累

我們的大腦，總是東想西想思慮個不停。

想著「接下來要做什麼」，或是盤算著如何進行，還會懊惱自己的言行，搞不懂「為什麼剛才會說出那種話……」，想到未來的事更是充滿不安，擔心「接下來不知道會如何變化」……。腦海中，總是一再浮現各式各樣的想法。

像這樣思考的期間，頭腦會做出「這樣是好、是壞」、「正確、不正確」、「得、失」、「哪方有益、無益」這類的判斷，加以評價，於是內心便會懷抱著各種情緒。也就是說，大腦經常是處於忙碌的狀態。

然而，「思考」本來就是很正常的行為，於是不會察覺到自己正在思考這件事，常在不知不覺的狀態下度過每一天。因此，**頭腦總是不斷在耗用能量，結果就算很累了，還是無法恢復疲勞。**

過去我自己也是陷入了這樣的狀態。

甚至沒察覺到自己思慮過多了，滿腦子心事，才會每天一到傍晚，就感到筋疲力盡。所以每次去上美容院，店員總會關心地問：「妳的頭很緊繃，最近是不是常常在操心？」雖然聽到對方這樣提醒，但我還是一直不明白，究竟該怎麼做，腦袋才不會一直轉個不停。

就在這時候，我接觸到了冥想。而且當我開始實踐冥想之後，竟然就從這些煩惱中獲得解放了。

冥想時，會讓你放下思慮，所以大腦可以獲得休息。

在冥想的過程中，即便想到了什麼事，也要放下這些想法，只須將注意力不斷拉回某一個語詞上，因此可使大腦歸零。**所以冥想就是讓頭腦休息的機會，也是放下思慮的一種練習。**

放下思慮讓大腦休息

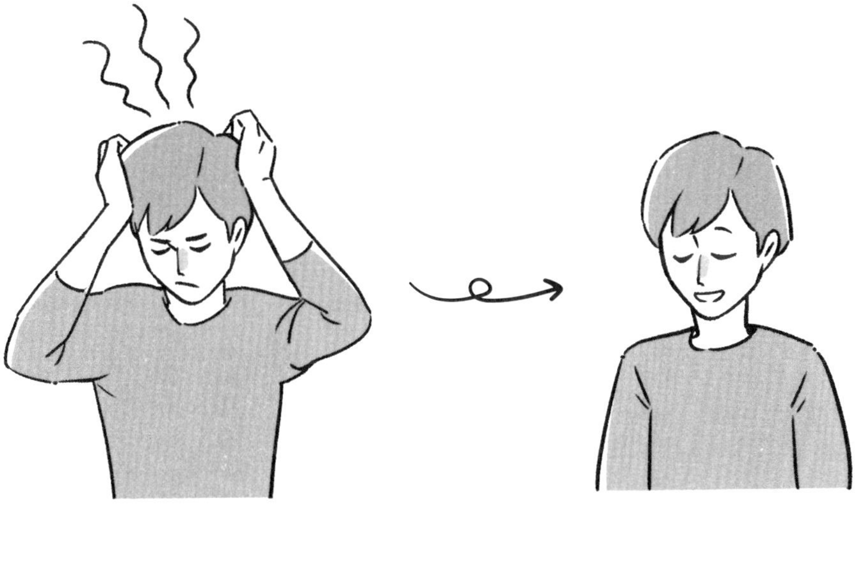

疲勞的頭部（大腦）可以獲得休息，因此大腦的疲勞會恢復，腦部便能處於清晰的狀態。

我在冥想之前，只要專注工作，大約3小時後頭腦就會一片空白，無法集中注意力，經常會感覺大腦好像過熱了。但是自從實踐冥想之後，這樣的感覺就不再出現了。

尤其在感覺「今天用腦過度筋疲力盡」的日子，儘早進行冥想的話，就能藉由冥想使腦部疲勞歸零，得以恢復正常，因此甚至可以讓人再度集中精神投入工作之中。

結果，能在一天內完成的工作量竟然增加了。除此之外，一天工作結束時，也完全不會感到疲勞，實在叫人不敢置信。

這些變化，都讓我覺得很開心，所以才會讓我更有動力，持之以恆養成冥想的習慣。

身體不會累

藉由冥想還可以得到的另一個好處，就是身體不會疲勞。根據我自身的經驗，自從我開始冥想之後，能夠活力充沛怡然自得的時間，比起過去增加了不少。

我長年深受葛瑞夫茲病所苦，屬於非常容易疲累的體質。每次一到傍晚，就會感到筋疲力盡，這樣的身體狀態甚至已經影響到日常生活。我的思考能力下降，腦中一片空白，因此疏失接連不斷，還會注意力渙散，甚至還曾經發生跌倒受傷的意外。嚴重的無力感及倦怠感，常令我累到只想躺下來休息。

當時我還在公司上班，每天一回到家，經常都是直接倒在床上。即便在休假日，一到傍晚時分仍舊會感到相當疲累，總是很想躺著休息。我已經萬念俱灰，因為「自己沒體力這件事根本無藥可救」。

但是，就在我開始嘗試冥想經過幾天之後，竟然不再像從前一樣會累到身體不適。而且我還發現，自己可以一整天保持精神抖擻的狀態。這對我來說，改變非常大，一天天下來，我發現「今天的身體狀況一樣很好！」讓我每一天都過得很開心。

為什麼會發生這樣的變化，經我仔細回想之後才恍然大悟，原來過去我一直思慮過多，因此頭腦使用過度了，而且除了腦部之外，就連神經也是過分操勞，才會疲憊不堪。

前文提到，進行冥想可使頭部（大腦）獲得休息，得以營造停止思考的時間，於是神經系統也可以獲得喘息，能夠放鬆下來使身體的疲勞感減輕，所以到了夜晚，我的身體也不會感到不適了。

我不知道，是不是所有在進行冥想的人，感覺都會和我一樣，不過很多冥想的專家們，都提過冥想之後可以讓大腦休息，而且身體也不容易疲勞。

請大家一定要來體驗一下，看看冥想究竟會為自己帶來哪些效果。

不受情緒左右

一整天下來，你受情緒左右的時間，佔了幾成比例呢？

我的個性也是屬於情緒起伏激烈的那一種，後來才會去學習心理學。結果多方嘗試過後，發現冥想對自己最有效果。藉由冥想，能讓我立即切換心情，因此受情緒左右的時間才戲劇性地減少了。

如果你長時間都會感覺心浮氣躁，或是悲傷難過的話，相信冥想會為你帶來極大的助益。因為冥想之後，情緒能夠平靜穩定下來的時間，將會逐漸拉長。

為什麼冥想之後，就不會受情緒左右了呢？

這是因為透過冥想將注意力放在呼吸上，或是某個語詞等事物上之後，就能使你放下思慮。思考會產生情緒，因此藉由冥想停止思考的時間，也可以讓你放下情緒。

放下思慮，也會成為放下執念的一種練習。

當你心裡會懊惱著「要是這樣就好了」、「當初就該這麼做」，其實是因為你心中有所期待，希望「得到這樣的結果」。由於現實不符合這樣的期待，才會感到懊悔、難過。抱持的期待愈大，負面情緒也會愈強烈。

透過冥想讓自己可以暫時放下這些執念，其實存在重大意義。**因為趁著一時片刻放下執念，以客觀的角度審視自己，才有空間得以冷靜思考。**

有的人內心容易動搖，有的人無論發生什麼事也不為所動。

進行冥想，其實也能成為保持平常心的一種訓練。讓自己無論發生什麼事，都能集中注意力於「現在這個當下」，得以保持冷靜，並且釐清自己真正需要什麼，提升判斷力。所以到最後，不受情緒左右的時間也會逐漸減少。

不管發生什麼事，都能集中注意力於「現在這個當下」

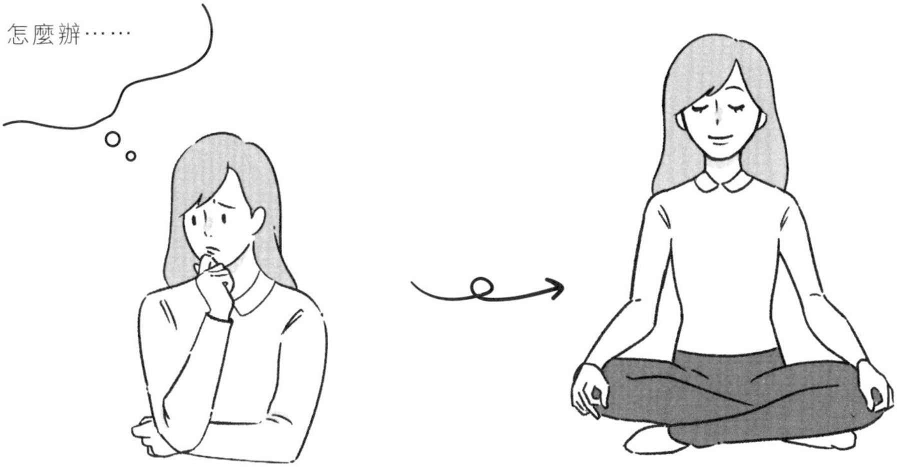

在98頁為大家介紹的「瑟多納釋放法」，就是在受到情緒嚴重影響時，最見成效的冥想法。

通常我在遭受情緒嚴重影響時，一定會善用這套瑟多納釋放法。因為我知道，利用這套冥想法就能讓內心放鬆下來。

日常生活中，每天都會發生許多無法預期的事情。在這種時候進行冥想，就能抒發情緒，讓心情輕鬆下來。

減輕疼痛

在國外的醫療單位，經常會運用冥想緩解疼痛。

根據美國布朗大學進行的研究發現，「將注意力集中於某一個固定的地方之後，其他地方感到的疼痛將會減輕」。

這意指大腦會刻意阻斷訊息，減輕疼痛。依據這項研究，得知持續二個月的「冥想訓練」之後，就能控制相當程度的疼痛。

在美國精神科醫師米爾頓．艾瑞克森的人生中，曾經發生過一段有趣的插曲。當時他的孩子受了傷，必須動手術縫合傷口，於是艾瑞克森便這樣跟他的孩子說。

「之前哥哥受傷時，曾經縫了5針。如果你縫超過5針以上的話，代表你比哥哥更堅強、更勇敢！」

孩子聽到他這麼說之後，在手術過程中，完全將注意力放在縫了幾針上，根本忘記了疼痛。因為孩子深信，只要醫生幫他縫超過5針，就能證明自己比哥哥更厲害。結果聽說這個孩子在手術中，完全忘了疼痛還有害怕這些事。

進行冥想之後，可以期待會發生哪些變化呢？

針對「疼痛感的變化與不適」這方面的研究結果顯示，關於「疼痛強度」的變化，使用貼布及藥膏之後減少了11%的疼痛，反觀進行冥想之後居然減少了27%的疼痛。

因為疼痛而感到不適的人，最後發現貼布及藥膏可以減少13%的疼痛，反觀進行冥想之後甚至能減少44%的疼痛。

自己也常運用冥想來減輕疼痛。過去我患有月經困難症，會嚴重生理痛，每天都覺得很難受。還曾經因為吃了止痛藥出現副作用，導致全身水腫被救護車送往急診。所以，自此之後我便停止服用止痛藥，再痛都只能忍耐。後來，遇到生理痛不適難耐時，我都會進行73頁所介紹的療癒冥想。

這套冥想法，就是在心中默唸「平靜」、「和諧」、「微笑」、「愛」為時1分鐘左右，接下來只要將注意力轉向自己想要療癒的部分即可，做法很簡單，卻能緩解生理痛的不適。對於不能吃止痛藥的我來說，這個方法真的很受用，而且不必擔心副作用的問題，所以可以放心嘗試。

有助於緩解疼痛及症狀的冥想法，將在PART 3「『改善身體不適』的療癒冥想」中作介紹，請大家一定要來試試看。

安穩好眠

不容易入睡又睡不好，或是睡再久也無法消除疲勞，還有睡眠品質無法達到要求的人，似乎多不勝數。

我認識的人當中，很多人都有失眠的困擾，長期都在服用安眠藥。就連我自己，也是從小就有失眠的問題。這種問題，其實也能透過冥想獲得解決。

冥想對於幫助入眠是相當有效的方法之一。根據我自己的親身經驗，**由於睡眠品質也會獲得改善，因此一覺醒來神清氣爽的感覺格外不同。**

後來仔細想想為什麼會出現這樣的變化，這才發現我自己在睡不著的時候，大多是因為想東想西，思慮過甚的緣故。

我會蓋著棉被，回想一天發生的事情，滿心後悔，自責著「早知道就不那麼做了、為什麼會說出那種話、當初這麼做就好了……」，還會氣自己「為什麼當初非要說出那句話」。

甚至會過分擔心睡不著這件事，想著「今天可能又要失眠了、睡不著該怎麼辦」，結果反而搞得自己睡不著。

縱使腦海中一直浮現出各式各樣的想法，但是藉由冥想，不但能幫助自己暫時放下腦中不斷蔓延的思緒，還能拋開揮之不去的心事。無論是後悔或是自責的念頭，甚至於自我嫌棄還有對於未來的不安，冥想都能幫助自己完全放下。而且，還能在安心感與沈穩感籠罩之下，迎來安穩好眠的一晚。

此外，冥想還能帶來一個效果，就是呼吸會加深。**呼吸變深之後，副交感神經會處於優勢，呈現放鬆的狀態，進而調節自律神經。所以身體方面會感覺，整個人變輕鬆了**。於是最後便能全身獲得放鬆，實現優質的睡眠。

將在 PART 7 為大家介紹的「因應『不同處境』調整心態的速成冥想」當中，會說明失眠時該進行哪些冥想法。請大家一定要好好運用，讓自己睡得舒服，又能一覺醒來神清氣爽。

瘦身減肥（維持身體的平衡）

很想瘦下來卻總是不自覺過食、計畫做運動卻還是一拖再拖而瘦不下來……大家有過這樣的經驗嗎？

其實我也是這樣的人。長久以來，一直很明白瘦下來比較好的道理，卻還是很難付諸行動。就在我嘗試了冥想之後，竟然發生了一些變化。

自從我開始冥想之後，變得只想吃些身體必需的食物。以前看到想吃的美味食物，根本不會考慮身體需不需要這件事，而是猶豫著要忍住不吃，還是先吃再說，就只有這二個選項而已。

但是自從我開始投入冥想之後，我的想法改變了，**會懂得身體需要哪些食物，而且只攝取必要的分量**。因為只要吸收必要的分量之後，身體就會感到滿足了。

比方說，以前我一餐通常都會吃下二個御飯糰，但是現在就算買了二個御飯糰，結果吃完一個就飽了，並不會想再吃掉另一個飯糰。不只是御飯糰，我所有飲食的分量，都比過去減少了一半。絕對不是我忍著不吃才會減量，因為我完全沒有勉強自己。

另外一個變化，則是運動的部分。過去因為運動後身體會累，所以我是能不動就不動的人。但是開始冥想之後，我不會再覺得運動很麻煩，懂得身體的哪個部位該怎麼動，自己才會覺得開心。因為我聽得見身體發出的聲音了。

反過來說，因為我開始能夠接收到身體釋放出來的訊息，所以當不可以活動的時候，我會知道該讓身體休息。所以，我不會再以不合理的方式活動身體了。

冥想之後，對於身體的感覺會變敏銳，因此不管在食物或是運動方面，身體都會告訴我們現在需要什麼、需要多少分量，進而使身體得以保持平衡。結果才能讓想要變瘦的人，可以輕鬆瘦下來。

不讓時間追著跑

現代人該做的事情太多，很多人經常被時間追著跑。

說到我自己，也是該做的事情迫在眉睫，老是擔心時間不夠用，生活一直停不下腳步。總是覺得被時間追著跑，所以每天都過得異常焦慮。

起初接觸冥想時，我也曾經想過：「抽得出時間來進行嗎？」、「既然有時間冥想，不如去做其他該做的事情會更好吧？」

但是自從開始冥想之後，我領悟到一點，生活愈忙碌的人，更應該將冥想融入每天的日常生活當中。

以前我早上都會爬不起來，如今為了冥想，變得會特意早起，以確保有時間進行冥想。我會這麼想要進行冥想，全是因為從中獲得非常美好的改變。**冥想之後，頭腦會變清晰，活力也會湧現，因此做什麼事都能集中精神、全神投入。**所以無論是工作或是該做的事情，全都進展的很順利。

抽出一點空閒時間，就能善用冥想為自己帶來幫助，甚至該做的事情都能逐一完成。而且頭腦也不會累，因此能專注在工作上的時間還變多了，可以讓時間過得更有意義。

即便工作量（該做的事情）和過去一樣多，卻不再感覺被時間追著跑。內心總是很平靜，讓自己的內心能夠保持沈著。因此，工作量大到無法負荷的感覺，也都會一一消失。

當心中的靜寂感油然而生，與自己的心靈產生對話之後，就會懂得如何取捨，明白自己需要什麼又不需要什麼，所以渾渾噩噩的時間會變少。因為你不會再茫然地盯著電視，或是浪費時間上網、打電動。於是，你會創造出更多的時間，能夠從容自得。

時間就是生命。藉由冥想，將使你懂得將有限的時間，花費在自己真正需要的事情上。

對於必須做的事情多如牛毛的人來說，更需要進行冥想。愈是感覺總被時間追著跑的人，相信冥想一定會為你的日常生活，帶來極大的轉變。

好事不斷發生

老是埋怨「最近真不走運」，或是「怎麼都沒有好事發生」的人，同樣在進行冥想之後，將會開始發出樂觀的宣言。

也就是說，像是「最近真是走運」，或是「好事開始接連發生」這幾句話，將會自然而然從你口中脫口而出。

大家聽說過「共時性」這個名詞嗎？

想見某個人結果對方正好打電話過來、想要的資訊剛好在恰巧的時間點入手、希望機會降臨時居然夢想成真……類似這種夢想成真、願望實現的好運氣，在適當的時間點降臨，便稱作共時性。

知名的「冥想教師」渡邊愛子，曾經用「交通共時性」一詞，來為共時性作舉例。她提到這些例子：正要前往某地時，因為時刻表變動的關係，明顯要遲到了，後來竟然在不可能來得及的情況下，奇蹟似地趕上時間；在客滿的停車場裡，恰巧出現車位，簡直就像是為自己準備好的一樣。據說諸如此類的小小幸運，會接連不斷地發生。

渡邊老師還提道，令人欣喜的偶然也會一再發生，譬如說一路綠燈，然後超乎想像提早抵達了目的地，還有在客滿的電車裡居然出現奇蹟，像是專為自己保留似地有空位能坐等等。

我自己也是在開始冥想之後，這類的事情真的發生過好多次。忘記冥想的那一天，這種小小幸運就會驟減許多，所以我真心覺得冥想的效果實在難以估計。

另外還有「旅行共時性」這類的例子。

就是在原本客滿的飯店，正好有人取消訂房而得以入住，或是偶然經過一家店，竟然有賣遍尋不著的夢幻逸品而得以買回家，類似這種事情都會陸陸續續發生。

藉由冥想，完全就像宇宙為我們安排好了一樣，在自己身上會一再有好事發生。

只要進行冥想，就能增加這類好運發生的頻率。你要不要也來體會看看，這種不可思議的感覺呢？

夢想實現

保持冥想的習慣，除了會發生交通共時性這類的幸運之外，更大的好運從天而降的機率甚至會節節攀高。

進行冥想時，基本作法會將自己想要實現的願望列成清單，並看著這份清單進行冥想，如此一來願望才容易實現。

因為在願望清單每一個字的助攻之下，將衍生下述三種情形。

❶到手的資訊能夠帶來機會。

❷有更高的機率能夠認識帶來機會的人。
❸機會將在恰好的時間點降臨。

現在就以我的經歷為例，為大家詳細說明。

我為了訓練表達能力，跑去學了作詞、作曲。今年年初，教唱歌的老師給我出了一道課題，「請我好好想想看，若要成為職業作家或職業作詞家的話，應該怎麼做才好」。

於是我打算來調查一下，想要一面寫歌及著作，同時還要能維持生活的話，究竟該創作出多少歌曲，或是得賣出幾本書，才足以維持生活。結果我發現，一年得達到5萬本書左右的銷量，才足以成為職業作家賴以為生。

後來我試著去推算，想要賣出5萬本書，究竟要推出幾本創作，以及我自己一年能創作出幾本書的問題之後，腦海中浮現了「7本」這個答案。

過去我一直認為，「每年能推出1本書就很不錯了」，但是經由這次的偶發事件，讓我開始想要以出版7本書為目標。結果，後來碰巧認識了許多出版業界的朋友，沒想到就在一個月內，居然談妥了出版7本書的工作計畫。這件事對我來說，真的只能用奇蹟來形容了。

接下來就連與書本有關的影音CD出版工作也有了進展，我甚至靈機一動，打算製作與書本有關的手機軟體，另外更想到或許可以專為運動員設計一套冥想法，說不定還能規畫冥想旅遊行程，整體進展一直朝著夢想實現的方向邁進。與其說這是我自己努力後得到的機會，我更覺得這些機會陸陸續續從天而降。

不只有我會發生這樣的際遇，其實一直在進行冥想的人都會屢屢發生。

現在請大家回想一下，許多偉大的成功人士都在冥想這件事。史帝夫・賈伯思、比爾・蓋茲以及重量級明星，全都加入了冥想的行列。當然他們個個實力堅強，但是單憑實力可能還是很難抓住運氣。我認為他們這些人，說不定都是藉由冥想，才能進一步抓住極佳的好運氣。

就像能夠實現偉大夢想的人們一樣，如果藉由冥想，甚至能讓人掌控命運的話……你的未來可能也會比現在，走向更美好的變化。

得以活出人生使命（任務）

冥想分成很多不同類型，當中有某一類型的冥想法，在進行時「須向自己提問」。

有一種冥想方法，是單純將某個問題丟給自己，但是不需要針對問題提出答案，而是持續唱誦類似曼特羅這種特定的真言；另外一種方法，則是專心一志地不斷根問自己內心深處，以探尋問題的答案。會使用到哪些問題，似乎會因人而異。

我的師傅，前日本麗思卡爾頓酒店總經理高野登先生，他在冥想時經常使用的問題，據悉就是由高野先生的師傅，也是杜拉克財團第一任 CEO，同時還是首位擔任美國女童軍組織實務工作的 CEO，《MY LIFE IN LIEADERSHIP》一書的作者弗朗西絲．赫塞爾貝傳授給他的，內容如下所述。

「值得自己去做，而且能為周遭人帶來幸福、讓自己感到驕傲的事情是什麼呢？」

「自己存在這世上該做哪些事，才能為周遭人帶來幸福呢？」

「自己存在這世上該做哪些事，才會獲得他人感謝，使人充滿活力並滿心期待呢？」

每天不停地拿這些問題向自己提問之後，據說就能使人聯想到最重要的人生使命，進而得以付諸行動。

身為醫學博士，在福祉領域堪稱世界翹楚的迪帕克．喬布拉博士，推薦大家在冥想前可以善用下述問題，我自己也經常這麼做。

◆自己是什麼人？

◆自己真正想要的是什麼？

◆自己的人生目的為何？

向自己提出這些問題之後，再開始冥想。

面對提出來的問題，其實每天的答案都不一樣，不過總會出現感覺最適合自己的答案。習慣每天早上省思這些問題和答案過日子的人，內心會感到非常充實，其他人根本不能相比。

我們時常忘記自己想做的事情、應該做的事情（任務），藉由向自己提問，可以讓人回想起已經遺忘的個人使命。

冥想也可說是幫助自己回顧人生使命，讓遺忘的重要事項找回記憶的過程。每天早上藉由這些提問，覺察個人重要的任務，才能活出生命的本質。

冥想會使你的未來如何轉變？

如果你將冥想融入日常生活之中，會出現什麼改變呢？
假如會出現下述變化，你不會覺得很神奇嗎？

◆如果壓力比過去減輕的話。
◆如果在情緒化的場合下，心情也能保持平穩的話。
◆如果疲勞感減輕、活力湧現，而且身體變得不會累的話。
◆如果堆積如山的工作逐一解決完成的話。
◆如果擔心的事情減少、變得很少手足無措的話。

◆如果直覺變敏銳，靈感不斷從天而降的話。
◆如果讓自己夢想實現的好運經常發生的話。

當這些事情實現之後，你的未來會出現怎樣的轉變呢？

冥想並不難，人人都做得到，不但不辛苦，而且有些人說不定還會開心到樂不思蜀。

冥想的效果，只有自己身體力行，才能夠親身驗證。

PART

2

從簡單的冥想開始試試看

「冥想好像很難」、
「不知道能不能堅持下去？」……
就算你曾經有過這些疑慮，
其實只要實際試過之後，
肯定會為那擋不住的魅力所傾倒。
因為冥想所帶來的好處，
就是如此美好。
冥想並不難，即便你是三分鐘熱度的人，
也能每天持續做下去。
本章節將為大家介紹基本的冥想法，
而且實行起來一點都不難。

簡易「1分鐘」冥想法

冥想在會議或商談前後、搭電車的交通時間、上廁所時，不管任何場所都能進行，一點都不難。

很多人以為「冥想很難」，甚至擔心「自己根本抽不出時間來做」，所以先為大家介紹，1分鐘就能進行的簡易冥想法。

假使花1分鐘，就能讓你轉換心情，或是讓腦袋煥然一新的話，你會想在什麼時候嘗試看看呢？

首先，大家無須顧慮姿勢的問題，請閉上眼睛，並將注意力放在自己的呼吸上即可。

吸氣時，留意這些空氣會進入到身體的哪個部位，看看是進到了胸部或腹部，還有會吸進多少空氣，同時用輕鬆的速度呼吸三次。

只要觀察自己的呼吸呈現怎樣的狀態就行了。

用輕鬆的速度呼吸三次

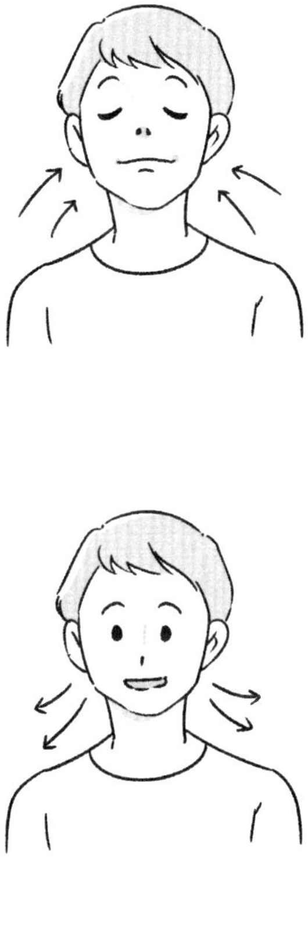

三次呼吸結束後，接著繼續觀察自己的呼吸。在時間容許的範圍內，繼續將注意力放在自己的呼吸上，為時1分鐘或3分鐘皆無妨。

說不定你在呼吸的時候，呼吸會逐漸加深。**藉由觀察呼吸的過程，就將注意力集中在「現在這個當下」**。因為專注於呼吸的期間，可以放下思慮，讓情緒歸零。

事實上這套冥想法，是我小時候還不懂冥想為何物時，父親教我的「一夜好眠秘密武器」。

我從小學開始，長期深受失眠所苦。每次鑽進被窩裡，明明已經很睏了，卻還是睡不著，於是幼稚地試過很多種方法，想要解決失眠的問題。

我曾經試著讓眼珠子一圈又一圈地轉動，心想這樣說不定就會想睡了，還會在腦中幻想著綿羊，一隻隻地數一數，甚至會閉上眼睛一動也不動，看看能不能就這樣睡著。但是試了這麼多種方法，依舊每天失眠，因此某一天，我便去請教了總是沒多久就能安穩好眠的父親。

「怎麼做才能像你這樣，一下子就進入夢鄉睡得香甜呢？」

結果父親告訴我：「只要呼吸三次就能睡得著了！」

從那天起，我在睡覺時都會將注意力放在呼吸上，計算自己要呼吸三次。全神貫注於呼吸之後，呼吸自然會變深變慢。因為呼吸時緊繃的情緒會緩解放鬆下來，然後就能瞬間安穩入眠了。做法很簡單，效果卻十分顯著，至今我還是覺得這個方法非常厲害，令人難忘。

那時候為什麼會睡得著，一直等到我學會冥想之後，才恍然大悟。將注意力放在呼吸上，意思就是指注意力集中在「現在這個當下」。**注意力放在呼吸上，等同於放下雜念的意思。也就是說，現在要暫時停止眾多混亂的思緒。**

我的頭腦中，一再浮現出「睡不著該怎麼辦」、「現在不趕快睡的話，明天白天會很愛睏，所以一定得早點睡著才行」、「再這樣下去，不知道要失眠到幾點了」、「今天還是一樣睡不著，真討厭」這類的想法，一直在埋怨為什麼會睡不著。斷定失眠這件事很糟糕，因此才會自行營造出睡不著的困境。

這時候，因為要計算三次的呼吸，於是將注意力轉而專注於呼吸上，同時營造出無法繼續持有各種雜念的狀態。透過這種方式，最終才能放下思緒，沈沈睡去。

我們的大腦中，會不斷地浮現出許許多多的想法。通常會在無意識間，受到自己腦中浮現的想法所影響，掉進「不是那樣」、「也不是這樣」的思考迴路之中，一直找不出解決對策的情形下，大腦及內心才會疲憊不堪。

這種時候，將注意力放在呼吸上，就能藉此使腦中的思緒一次歸零。這樣一來，才能找回內心的寧靜，才能讓思緒及情緒一次歸零，得以做出必要的判斷。

途中若是浮現出哪些想法，只要再次將注意力轉回觀察呼吸這件事上即可，因此沒必要責怪自己分心了。

這套1分鐘冥想法，必須慢慢地將冥想的時間拉長。據說至少需要20分鐘左右的時間，在合理的範圍內堅持下去，才能有效轉換心情。

大腦也需要時間休息。我自己在工作覺得累的時候，或是搭電車的交通時間等等，都會趁著1分鐘至5分鐘左右的時間，進行這套1分鐘冥想法。

只要隨時將注意力放在呼吸上，就能做好心理調適。

想要找回平靜時、希望轉換心情時、想讓大腦煥然一新時、希望消除疲勞時、想要放鬆一下時、希望安穩入眠時，都十分建議大家來進行1分鐘冥想法。

專注呼吸後讓腦中思緒一次歸零

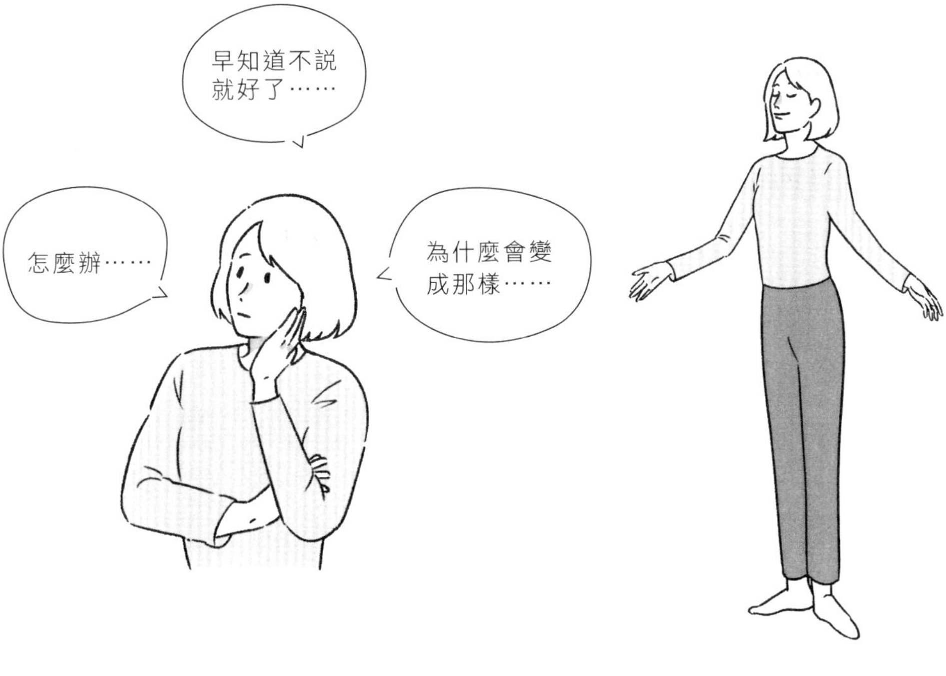

20分鐘的「So Hum」冥想法

接下來這套冥想法，需要配合呼吸，隨著吸氣的同時在心中唱誦「So」、吐氣的同時在心中唱誦「Hum」，專心一致地重複上述過程。嘴巴保持不動，在心中唱誦即可。

只要反覆發出「So Hum」這個意義不明的聲音就行了，但是只要你了解「So Hum」的意義，心境肯定會有所轉變。

「So Hum」其實是梵語（Sanskrit），「So」是「他」的意思，「Hum」則意指「我」，直譯為「他即我」，不過這裡提到的「他」，意指萬事萬物。也就是說，「全部皆是我」的意思。

「全部」指的是什麼呢？包含太陽、月亮、地球以及宇宙，還有花草樹木、高山大海等大自然和各種動物，再加上所有的人類，都囊括在「全部」之中，因此這當中的每一份子，一一皆代表自己本身。超越了自己與他者的界線，達到非自己也是自己的冥想。

我是太陽。太陽是我。
我是天空。天空是我。
我是宇宙。宇宙是我。
我是花。花是我。
我是鳥。鳥是我。
我是海。海是我。
我是山。山是我。
我是你。你是我。
我是地球。地球是我。
萬物為一。萬物相連。

如同前文所述一般。

大家聽說過「oneness」一詞嗎?意指萬物合一的意思。**能夠感覺所謂的個人界線變模糊,萬物合為一體時,據說人會覺得無比幸福。**

無法體會到這種感覺也無妨。閉上眼睛,專心一志地隨著呼吸,反覆發出「So」、「Hum」的聲音即可。

照實接受自己就行了。只要每天重複這套冥想法,無論身心都能重新歸零。

現在就來實際做做看吧!

事前須準備一個冥想用的計時器,以便在經過20分鐘的時候提醒自己。會發出溫柔聲響通知冥想時間結束,免費又方便使用的手機計時軟體很容易找得到,利用這類的手機軟體即可。

❶ 決定冥想的場所

第一步,要找到一個空間或場所可以專注地進行冥想。找一個不會有人來攀談,不需要在意外界情形的地方。如果要在自己家裡進行冥想的話,記得提醒家人在這段時間不能和你說話,或是趁著大家睡著的時間、家人不在家的時間進行,以免注意力渙散。搭電車或公車需要很長一段時間的時候,也可以趁機進行冥想。

坐在椅子上在心中唱誦「So Hum」

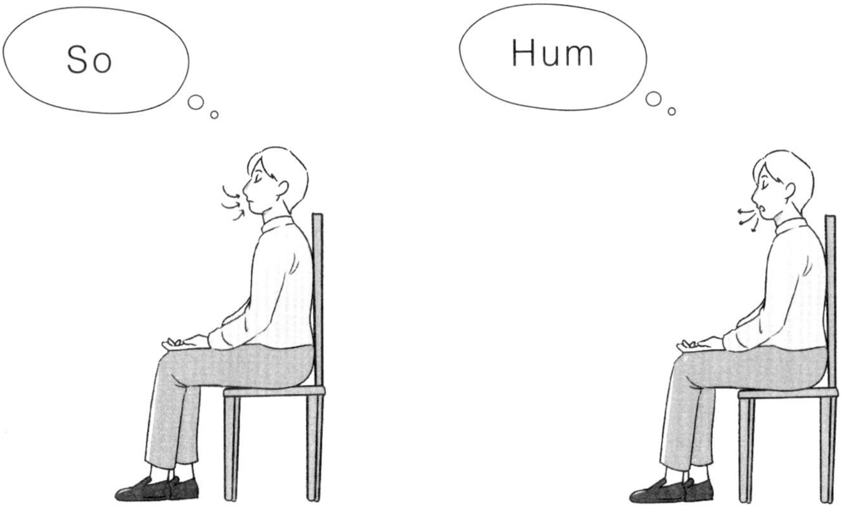

❷ 做好冥想的準備

用輕鬆的姿勢坐著，閉上眼睛。手掌朝上，放在大腿上，雙手放鬆。臉部稍微朝上後輕輕地閉上眼睛。用力的吸一口氣，再慢慢地吐氣。

❸ 重複「So」、「Hum」

吸氣的同時在心中反覆唱誦「So」，吐氣的同時在心中反覆唱誦「Hum」。輕柔、放鬆地唱誦著。

❹ 浮現雜念仍要找回注意

即便半途浮現其他想法，注意力渙散了，只要一發現這種現象，就要重複吸氣的同時在心中反覆唱誦「So」，吐氣的同時在心中反覆唱誦「Hum」，藉此將注意力拉回來。

❺ 20分鐘過後細細回味

經過20分鐘之後，利用2～3分鐘的時間細細回味一下冥想的餘韻。這段意識慢慢回復的時間非常重要。在這短暫的時間裡，不需要的情緒會逐漸淨化。

冥想前必要的提問

想使冥想的體驗更加深層充實的話，在進入冥想之前，有些不錯的提問可供參考。

只要向自己提出這些問題即可，不需要勉強去找出答案。因為不需要你去尋找，答案就會自己冒出來。在此先為大家介紹，前文提過由迪帕克．喬布拉博士建議大家的三個標準提問。

Q▼我是什麼人？

Q▼我真正想要的是什麼？

Q▼我的人生目的為何？

請大家在冥想前，每天都要向自己提出這三個問題。

經過我親身實踐後，發現答案不會只有固定一個。雖然每天持續提出相同的問題，但是問題的答案卻天天不一樣。後來我得到一個結論，就是每一個答案對自己而言，肯定都會是「正確答案」。

提出這三個問題之後，要忘掉問題還有答案是什麼，然後專注在冥想上。只要在每次冥想前提出這些問題，冥想後的日常生活就會發生轉變。

會出現怎樣的變化呢？以我自己為例，**我感覺生命與自己內心的最深處、自己的內在產生了共鳴**。有一種和人生使命共生共存的感覺。

依據喬布拉博士的著作所言，藉由「我是什麼人？」這三個問題，將能拓展出無限的可能性。

我自己面對問題的答案，也是不斷在進化中。一開始的答案，大多都是「我

冥想前向自己提問

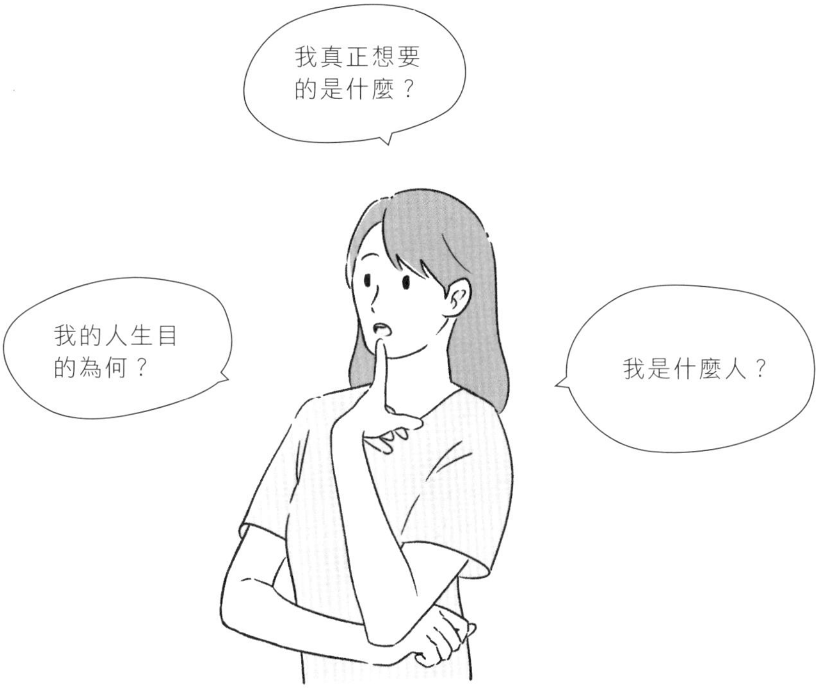
我真正想要
的是什麼？
我的人生目
的為何？
我是什麼人？

希望如何如何」這樣模稜兩可地回答，不過最近的答案，卻變得強而有力，例如我會回答「我的存在具備所有的可能性」。

無論出現了怎樣的答案，皆可視為當下那個瞬間的個人需求。反而有可能出現自己意想不到的答案，所以請大家好好期待會出現哪些答案，繼續向自己提問。

不管是「我真正想要的是什麼？」這類的問題，或是「我的人生目的為何？」這種的問題，每天都會出現不同的答案，任何答案一定都會讓自己信服。

「關鍵在於，不斷地提問。」喬布拉博士如此說道。

所以針對答案的部分，不要加以評論，也不要加以否定，只要觀察「今天出現了這樣的答案」，就能完全展現出冥想的效果。

不評論「做的好不好」

進行冥想的期間，還有冥想後的日常生活，都不要評論「做的好不好」，或加以定義「好、壞」，單純觀察才是最重要的事。

我們總是會習慣去評論「做的好不好」，現在就藉由冥想，養成放下評論的習慣吧！

其實冥想進行得順不順利，在冥想過程中根本不會知道。

並非「出現了不錯的答案就代表冥想進行得很順利」，也不會自覺到「無的境界原來是這樣的感覺」，更不會心生「冥想的體驗真是美好！」這般的感動。**坦白說，絕大多數的人，似乎都會覺得自己在進行冥想時並不順利。**儘管如此，也並不代表冥想真的進行得不順利。

一開始冥想的時候，我想大部分的人都會覺得「好像有點睏……」、「似乎分心到其他事情上了」，這樣也無所謂，沒必要去評定冥想結果是好是壞。我自己一開始在進行冥想時，也是不停地想著「好睏啊」、「分心了」。

冥想所帶來的效果和變化，不管冥想進行得順不順利，都只能在冥想後的日常生活中才能覺察到。因為冥想的目的，是要讓冥想後的日常生活更加充實。

進行冥想時還有另一個重點，就是不可以過分期待結果及變化。不要滿心期待，冥想反而才會進行得更順利。

喬布拉博士在教學時也有提到「放手法則」，就是不要執著冥想，才會進行得更順利。請大家觀察自己是否會對哪些事情很執著，找出現在自己一直在執著的事情之後，再練習放下執著。

準備冥想結束後觀看的圖像

為了使冥想的效果確實顯現，希望大家在冥想前要做到一件事，就是準備冥想後觀看的圖像。

依據喬布拉博士所言，最好是自己喜歡的男女主角圖像。總之就是你內心憧憬，「希望變成這種人」的照片或圖像。一邊看著這張照片或圖像，同時通過你，用自己的方式將這個人的特質，融入到你的身體裡。

你尊敬的人是誰呢？

你想活得像誰一樣呢？

不分男女，事先挑選出2～3個人物，再於冥想後看著這些人的照片，或是在腦海中描繪一下。

經過我親身嘗試後，建議大家將未來夢想實現後的圖像製成拼貼畫，事先張貼在自己房間裡。在這張拼貼畫當中，最好還要加進自己的理想以及憧憬對象的照片。

在夢想實現後的未來，你會說出哪些話？聽到哪些話？將這些話寫在拼貼畫上也是很重要的一環。還有自己十分重視的座右銘，也都可以寫進拼貼畫中。

你期望的未來光景將出現哪些畫面？

誰會出現在你夢想實現後的未來？

未來當你夢想實現後，你會聽到哪些話？

這時候你心裡想說的是什麼？

找到夢想中的未來並加以實現的冥想法，以及夢想拼貼畫的製作方式，將在PART 5「實現夢想的冥想」中為大家作介紹。

PART

3

「改善身體不適」的療癒冥想

「今天起床時覺得好難受」、
「身體好像不太舒服」……
狀況不佳時，或是身體某處覺得怪怪的、
出現某些症狀時，
都可以藉由冥想獲得療癒，恢復身心健康，
最後還能幫助自己，
表現出最佳的一面。
本章節就要來為大家介紹
療癒全身的冥想法。

接下來要為大家介紹的三種冥想法，每一種的效果各不相同。
請大家嘗試過這三種冥想法後，視狀況找出適合自己的冥想法再實踐看看。

❶ 重複「平靜」、「和諧」、「微笑」、「愛」這幾個語詞。
❷ 感謝身體的每個部位。
❸ 藉由症狀接收訊息。

接下來將逐一進行說明。

重複「平靜」、「和諧」、「微笑」、「愛」這幾個語詞

大家遇到身體不適時，都會怎麼做呢？

還沒有嚴重到需要上醫院，但會覺得痛或是身體有異樣時，我會善用療癒冥想，在腦中唱誦四個語詞。這套冥想法隨時隨地時都能進行，做法很簡單，而且3分鐘就能完成。

每次進行這套冥想法，身體會感覺溫柔舒適地獲得療癒，可以切身體會到身體異狀有所緩解。請大家試著將注意力朝向內在的部分，一面進行身體掃描，一面找找看現在身體哪個地方有異樣。

冥想過程請依照下述步驟進行。

❶ **姿勢**

用輕鬆的姿勢坐下來，閉上眼睛。手掌朝上，放在大腿上方（雙手放鬆）。

❷ **唱誦四個語詞**

繼續閉著眼睛，嘴巴不動，將注意力放在胸口中央一帶，同時保持呼吸，並在心中反覆唱誦「平靜」、「和諧」、「微笑」、「愛」這四個語詞，為時1分鐘左右。

❸ **將注意力放在身體想要療癒的部分**

重複四個語詞之後，請將注意力放在自己身體想要療癒的部分。不需要做任何聯想，只須將注意力放在該部位即可。藉由注意力的引導，將為身體帶來療癒的力量。

❹ **使注意力回歸胸部中央**

使注意力回歸胸部中央，並和先前一樣，在心中重複「平靜」、「和諧」、「微笑」、「愛」這四個語詞，為時1分鐘的時間。將注意力放在胸部中央，感受一下感恩的心情。腦海中一面想著已經得到的一切、自己覺得充滿感激的事情，同

在腦中唱誦四個語詞

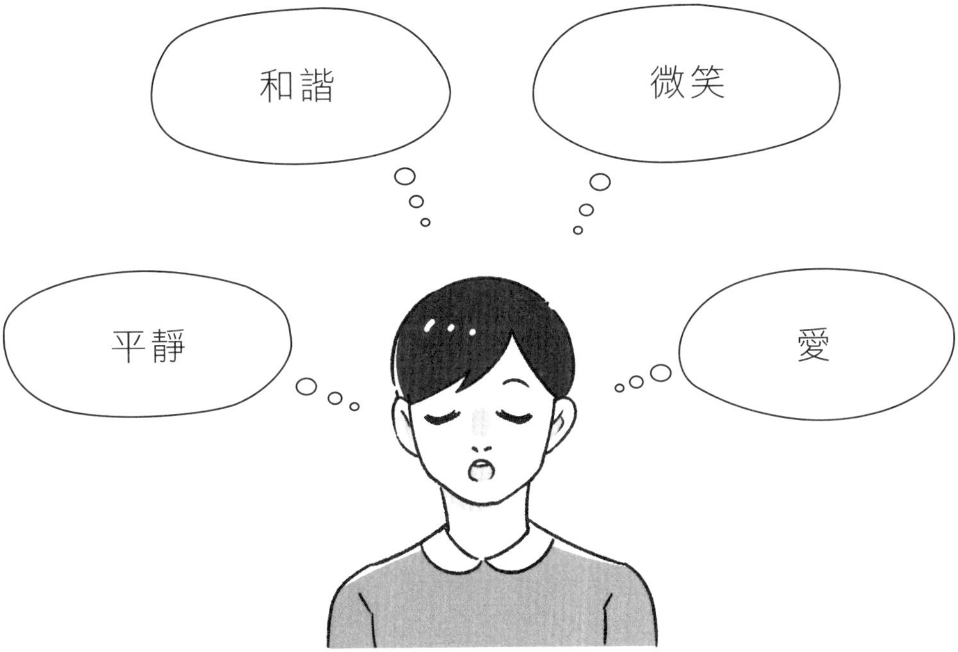

時體會一下感恩的心情。

❺ 張開眼睛

最後要放鬆身體，慢慢地呼吸，同時將眼睛張開。

感謝身體的每個部位（「感恩」的冥想）

這套冥想法，出自我的手筆。每次我都會在講座或研討會等場合介紹給大家，相當受到好評。

這套冥想法，就是藉由向平日完全疏忽、「習以為常」的事情致上謝意，如此便能使冥想的效果展現出來。接下來馬上為大家介紹如何進行。

首先將肩膀的力量放掉，慢慢地放鬆下來。其次，請進行深呼吸。從現在開始，要向自己身體的每個部位致上謝意。

第一個步驟，將雙手手掌相互摩擦。待雙手變熱後，將手擺在眼睛的位置，向自己的眼睛致謝。緊接著再向身體的每個部位，說出下列的話，逐一致謝。

❶ **眼睛**

- 謝謝你總是讓我完整看見想看見的東西。
- 謝謝你讓我見到最喜歡的人的臉，還有美麗的天空及景色。

❷ **鼻子**

- 謝謝你讓我聞到各式各樣的氣味。
- 謝謝你讓我充分呼吸到乾淨的空氣。

❸ **嘴巴**

- 謝謝你讓我品味及攝取到美味的食物。
- 謝謝你讓我說出想要表達的話。
- 謝謝你讓我傳達出心中的愛。

❹ **耳朵**

- 謝謝你讓我聽見想聽的聲音及音樂。

- 謝謝你讓我聽到重要的話語。

5 頭部

- 謝謝你支撐沈重的頭部，讓我能自由轉動頭部的方向。
- 謝謝你讓我點頭搖頭，表示意願。

6 手

- 謝謝你讓我摸到想要觸碰的東西。
- 謝謝你讓我自由拿取、搬運想拿的東西。
- 謝謝你讓我寫出想寫的字、畫出想畫的畫。
- 謝謝你讓我擁抱我愛的人。

7 腳

- 謝謝你讓我自由活動，以便前往想去的地方。
- 謝謝你支撐著我的身體。

8 **臀部**

- 謝謝你能讓我像這樣舒服地坐下來。

還要記得感謝內臟。

9 **胃**

- 謝謝你幫我消化美味的食物。

10 **腸**

- 謝謝你幫我吸收身體必需的營養。

11 **肝臟**

- 謝謝你幫我排出體內的毒素。
- 謝謝你幫我製造出身體需要的賀爾蒙。

12 **腎臟**

- 謝謝你幫我過濾體內的老廢物質。

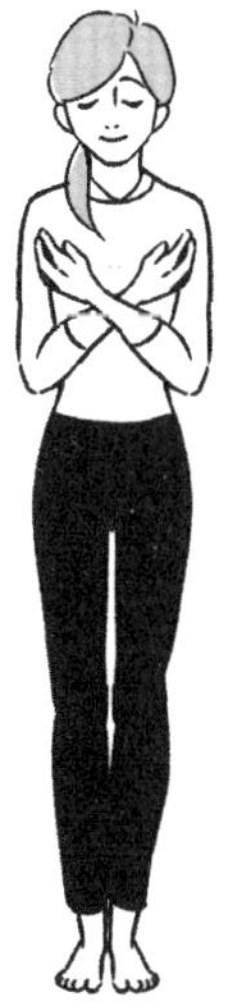

⓭ **肺**

◆ 謝謝你幫我吸收大量乾淨的空氣，讓我攝取到身體必需的氧氣。

⓮ **心臟**

◆ 謝謝你在睡覺時仍繼續運作，讓身體必需的氧氣及營養隨著血液送達各處。

身體的每個部位，全都在守護著你，在不知不覺間運作著，讓你能夠過著你想要的生活。

除了你身體的每個部位之外，你的心情、感情、思想也都無時無刻在守護著你。甚至連你的歡喜、悲傷、不安、焦慮、憤怒、痛苦，都會傳送給你重要的訊息。對於存在於你心中的各種情緒，也要好好地說聲「謝謝」。

請向所有能支持著你、傳達某些重要訊息的無形事物，致上謝意。

然後要細心地側耳傾聽，試著用全身去解析這些傳遞給你的訊息。

包含你的身體，還有你雙眼看不見的心靈，全都在小心翼翼地守護著你。

最後，請慢慢地呼吸，同時用自己的速度，回到「現在這個當下」。

藉由症狀接收訊息

這套冥想法，是我將「過程取向心理學（Process-oriented psychology）」的創始者阿諾德．明德爾博士研發出來的方法，加以改良而成。

明德爾博士提出的其中一種方法，是藉由接收身體症狀發出的訊息，使症狀逐步緩和下來。這段流程如下所述。

❶將身體的症狀，用三歲小孩也聽得懂的方式表達出來之後，會發生怎樣的變化？

❷讓自己徹底成為症狀的始作俑者，找出症狀想要傳達哪些訊息給自己。

❸接收症狀釋放出來的訊息。

正常會透過上述流程進行，現在將這段過程改良成冥想法，就會變成接下來的圖示這樣。

將注意力朝向身體的內在層面。

從頭頂到腳尖進行身體掃描，看看你身體的哪些部分，會出現怎樣的感覺。

放慢速度進行即可，連細微的異樣也要感覺出來，甚至是尚未形成症狀的感覺也行。這些感覺或許會出現在好幾個地方，也可能是某個特定部位正在發出信號。然後將注意力放在這些地方，靜靜地用關懷的角度，溫柔地與這些感覺進行交流。

「感謝症狀發出這些信號，相信這都是為了告訴自己某些重要事情」，向這種感覺傳達感恩慰勞之意。

接下來，如果造成這些無形症狀的始作俑者真實存在的話，試著想像一下會是什麼顏色或形狀。

比方說頭痛時，倘若覺得頭部像是被鐵絲束緊般疼痛的話，將症狀的始作俑者想成是鐵絲；假如覺得頭部像是被榔頭大力敲打般疼痛的話，將症狀的始作俑者想成是榔頭。試著像這樣想像之後，導致你這些症狀的始作俑者，會是什麼模樣呢？

感覺那會是什麼顏色、什麼形狀呢？
用某個東西來比喻的話，會是怎樣的質感呢？
那會是硬的，還是軟的呢？
摸起來感覺如何？
冰冰的還是熱熱的呢？
濕濕的還是乾乾的呢？
通常做了哪些行為，才會造成你身體出現症狀呢？
這些行為如果試著用自己的身體來表現的話，會是怎樣的行為呢？

暫時重複這些行為，並且試著徹底成為症狀的始作俑者。

做出這些行為的同時，要一面思考看看想要傳達出什麼訊息。
如果發出聲音的話，是想要表達出哪些含意呢？

像是被鐵絲束緊頭部一樣痛

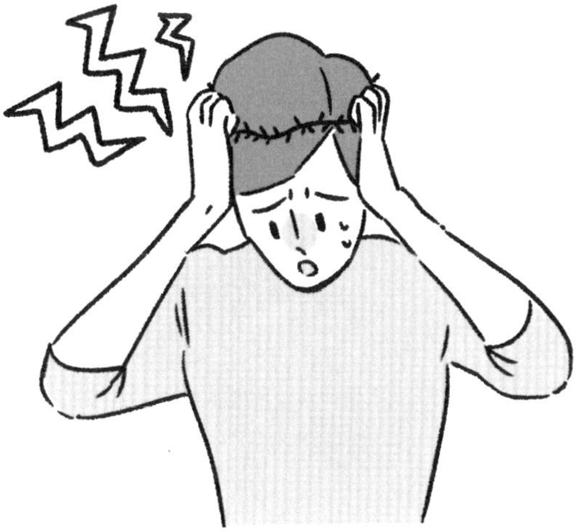

自己變成鐵絲，束緊自己的頭部

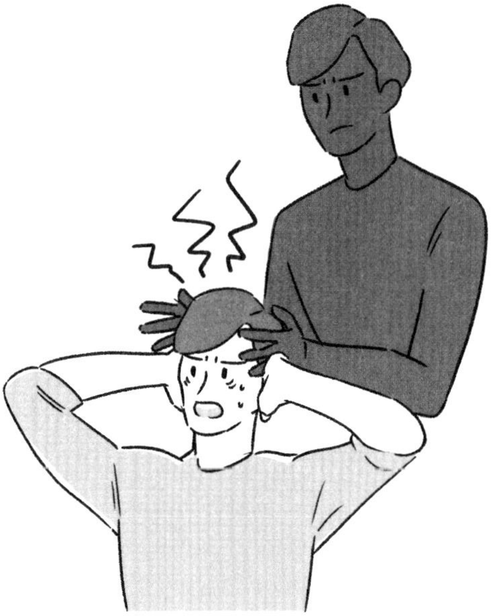

慢慢地花時間，傾聽這些聲音吧！耐心等待，直到訊息傳送到你耳裡為止。無論是什麼意思，都要試著將這些轉化成聲音表現出來。症狀的始作俑者，透過症狀想要傳達給你的訊息，究竟會是什麼呢？

譬如當你試著徹底成為症狀的始作俑者之後，就會出現聲音跟你說：「你還不懂嗎？就是要你別把自己逼得太緊！」

務必接收這些訊息，因為這些訊息就是認為你的存在很重要，才會溫暖地守護著你。這些訊息在告訴你重要的事情，請好好地致上謝意。

假使你無法直接接收來自症狀發出的訊息，還是可以進行交涉。

比方說，即便症狀已經告訴你「不想再動了，想要休息」，也許你會覺得「現在就是無法休息」。遇到這種時候，可以試著問問自己：「不如堅持到某個時間點，到時再休息？」也可以向自己建議：「要不要平日好好努力工作到幾點，週末再讓自己充分休息？」重點在於，與症狀的始作俑者進行對話，達成共識。

你會提出哪些建議呢？

傳達給你的訊息，能夠如何幫助自己改善日常生活呢？

這段期間，都要試著進行對話或提出建議，才能達成共識。

甚至還能提議改成不同的症狀。

例如可以建議：「雖然已經提醒自己不要過度操勞，但要是不小心忘記這件事，太拼的時候，可以改用其他暗號，而不要用現在的症狀通知自己嗎？」過去總是會出現僵硬或疼痛的症狀，如果能變成比較輕微的信號呈現出來的話，這時候怎樣的信號會比較恰當？

如此一來，自己才能察覺到這些訊息，找到改善生活或是修正行為的轉捩點，進而向症狀的始作俑者提出建議。

日後，當這些信號出現時，一定要再次接收症狀的始作俑者發出來的訊息，讓症狀的始作俑者能夠安心。

症狀的始作俑者，一直都在向你傳達重要的事情，你要好好地向它致上謝意。

「謝謝這些必要的訊息，能藉由症狀的方式傳達給自己知道」。從今以後，也要將這些訊息記在心上。

表達感謝之後，請再慢慢地回到「現在這個當下」。

PART

4

「改善心理健康」的療癒冥想

心很累的時候，
心事重重萬分痛苦時……
你該如何照顧自己的心理健康呢？
冥想能為你的內心，
帶來覺察與平靜。
本章節要為大家介紹的冥想法，
可在你一個人不知所措時，
助你一臂之力。

心很累時……3分鐘「徹底融入大自然」的冥想

這套冥想法，也是我將「過程取向心理學」的創始者，阿諾德．明德爾博士研發出來的手法，加以改良而成。

這是將自己徹底融入大自然，藉此使身心變輕鬆的冥想法。冥想過程中，還會連同下述提問一起進行聯想。

假設你變成了大自然的一部分，你希望成為哪個部分呢？

你可以變成風。

你可以變成天空。

你可以變成太陽。
你可以變成雲。
你可以變成山。
你可以變成海。
你可以變成花。
你可以變成樹。

舉例來說，請你想像一下變成風的情景。變成風之後，自由穿梭在樹木之間的感覺，是怎樣的感覺呢？

請想像一下變成雲的情景。變成雲之後，放鬆全身力氣隨遇而安，乘風起舞的感覺，是怎樣的感覺呢？

請想像一下變成海的情景。即便海面掀起了狂風駭浪，但在深海裡卻是風平浪靜一般，能夠靜靜體會時光流逝的感覺。

這套冥想法，是我自己最鍾愛的冥想法之一。自從阿諾德．明德爾博士傳授給我以來，我一直都是使用這個方法，徹底融入大自然的一部分進行冥想。

你可以變成雲、風或大海，**只要想像自己徹底成為了大自然的一分子，全身**

力量就會放鬆，身心也會變得輕快起來。這時候你能夠體會到，必要的答案將藉由靈感顯現出來。

現在馬上來試試看，先選擇你想成為大自然的哪一個部分，再讓自己徹底融入其中。

❶第一步，先決定你想成為大自然的哪一個部分。

❷讓自己與你想成為的大自然同化，再想像自己變成了大自然，並且好好地樂在其中。

❸充分體會這樣的感覺之後，讓自己一直融入在大自然裡，去接收當下感應到的訊息，並且好好地消化這個訊息。

此時內心會感到十分舒適，同時能將頭腦與身體歸零。還能開始接收到，現在的自己所需要的答案。

想像自己像雲一樣自由自在

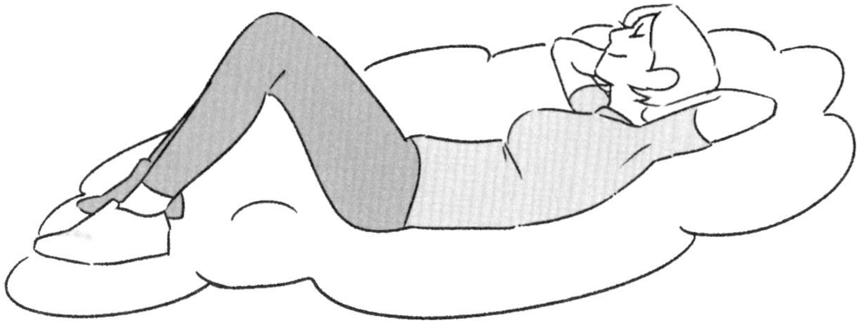

持續唱誦關鍵四大語詞的冥想

當你感到束手無策時，只要在心中反覆唱誦某些語詞即可，此時最推薦給大家的冥想法，就是反覆不斷唱誦「謝謝」一詞。

你不必思考這麼做有何意義。**只需要不停地唱誦著「謝謝」，如此一來內心就會開始淨化。**

你也不必去計算唱誦了多少次，你想唱誦一千次也行、兩千次也無妨，唱誦到內心平靜下來為止。很單純地唱誦出來就行了，你會發現內心將逐漸穩定下來。

閉上眼睛唱誦四個語詞

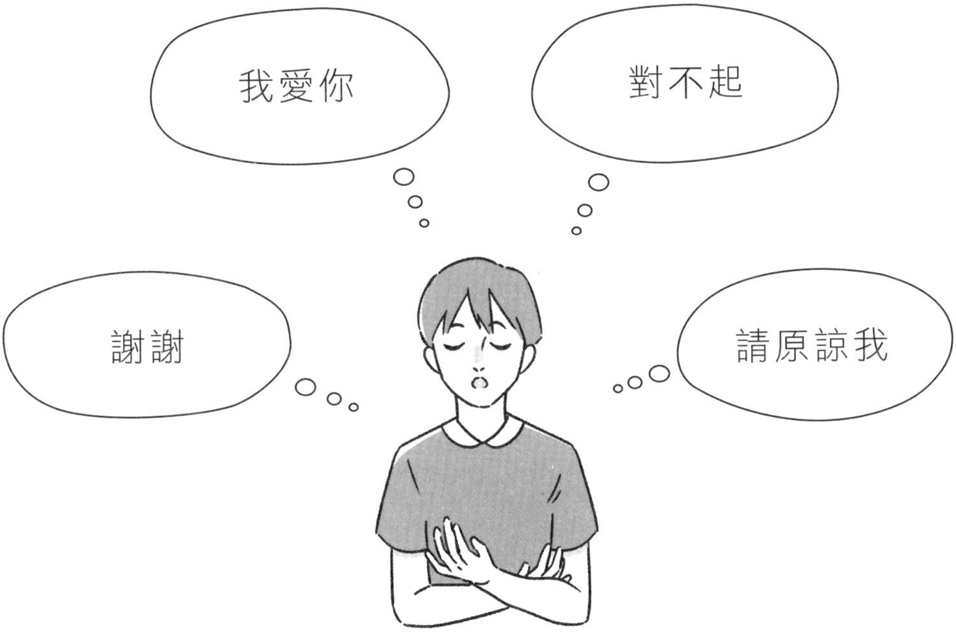

在夏威夷有一個名叫「荷歐波諾波諾」的療癒手法。當人遇到某些問題，或是感到煩惱時，會反覆不停地唱誦「謝謝」、「我愛你」、「對不起」、「請原諒我」這四個語詞。唱誦之後，令人不悅的記憶會漸漸消失，讓內心開始產生淨化。

這是夏威夷族長年使用的傳統手法，於一九五八年由瑪麗・卡薇娜・卜奎記錄在著作當中，日後經夏威夷傳統醫療專家莫娜・拿拉馬克・西梅歐那女官加以改良並公諸於世之後，才得以在現代社會供人運用。現在則透過弟子伊賀列卡拉・修・藍博士繼續傳承下去。

這個方法，**無論問題的種類為何，都能對症下藥**。而且，還會發生許多奇蹟般的變化。

我自己也曾經有過這樣的經驗，感覺身陷谷底、對未來充滿絕望時，只要重複這些語詞之後，雖然臉上佈滿淚痕，心情卻能逐漸平復下來。

相信大家只要嘗試過就會明瞭，你一定能夠切身體會到，這套冥想法會在你面對愈嚴重的問題時，發揮愈顯著的效果。

作法如下所述，在你內心感到痛苦難耐時，只要不斷重複唱誦「謝謝」、「我愛你」、「對不起」、「請原諒我」這四個語詞即可。請大家一定要在內心抑鬱的時候，或是心事重重時，試試看這套冥想法。

思慮過多輾轉難寐時用「瑟多納釋放法」

為什麼明明很愛睏了，卻還是睡不著呢？大家應該都曾經因為腦海中不斷浮現各式各樣的想法，以致於輾轉難寐直到天明吧。

遇到這種時候，照實承受感覺到的一切，好讓自己運用「瑟多納釋放法」，逐漸放下會最有幫助。

瑟多納釋放法的創始者名叫萊斯特．列文森，他在四十二歲心臟病發，被醫生宣告僅剩二週壽命，就在此時他為了自己研發出這套冥想法，並在這套手法的幫助之下，活到了八十四歲。他於亞利桑那州的塞多納創立了冥想中心，在此致力推廣瑟多納釋放法。後來，再經由成立訓練協會的海爾・德沃斯金繼續發揚光大。這套冥想法只需要回答五個問題，逐步將負面的情緒放下即可。

美國有許多被譽為成功人士的人，都在使用瑟多納釋放法。這套冥想法坐著就能進行，這次為了幫助入睡，因此會介紹大家如何躺在被窩裡進行。作法如下所述。

❶ **將注意力轉移到自己的內在，觀察現在感受到什麼**

先放鬆地窩在棉被裡，閉上眼睛，自己問自己：「你現在有什麼感覺？」將注意力轉移到自己的內在。

❷ **接納情緒**

一邊詢問自己：「你能接納這種情緒，認同眼前存在這種情緒嗎？」同一時間，無論在此瞬間腦海出現了怎樣的想法或情緒，都要接受這種情緒、加以認同。

❸ **捫心自問如何處理情緒**

捫心自問：「你能暫時放下這種情緒嗎？」無論回答是「肯定」或「否定」皆無妨。

❹ 問問自己能不能放下情緒

捫心自問：「你能放下這種情緒嗎？」不管答案是「肯定」或「否定」，坦誠回答腦海中浮現的答案即可。

❺ 問問自己何時能放下

捫心自問：「什麼時候能放下？」不管答案是「現在」或「不是現在」，都無所謂。

在這一連串的過程中，當你將一種想法或情緒放下之後，下一種想法或情緒又會表現出來，因此對於表現出來的想法或情緒，也要同樣進行這些步驟，也就是重複先前的五個步驟，持續進行瑟多納釋放法，直到自己的內心平穩地安靜下來為止。

藉由瑟多納釋放法，可以讓人坦誠認同感覺到的一切，再逐漸獲得解放，因此不僅是累積在心裡的鬱悶心情將豁然開朗，身心也會變得輕快起來，使人找回健康。

除了在失眠時，其實在內心苦悶或是情緒起伏大的時候，只要能活用這套瑟多納釋放法，一定能讓內心放鬆下來。

瑟多納釋放法的進行步驟

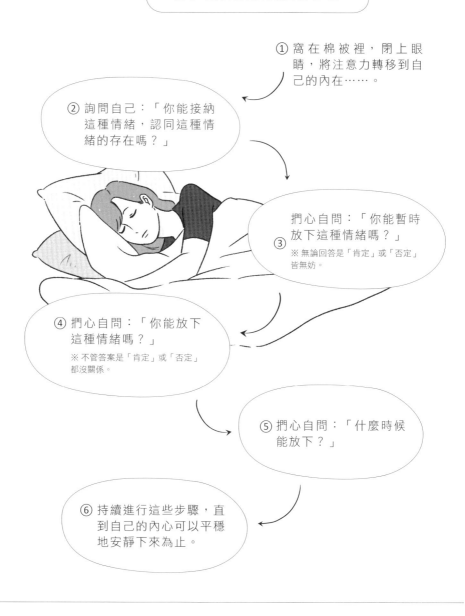

①窩在棉被裡，閉上眼睛，將注意力轉移到自己的內在……。

②詢問自己：「你能接納這種情緒，認同這種情緒的存在嗎？」

③捫心自問：「你能暫時放下這種情緒嗎？」
※無論回答是「肯定」或「否定」皆無妨。

④捫心自問：「你能放下這種情緒嗎？」
※不管答案是「肯定」或「否定」都沒關係。

⑤捫心自問：「什麼時候能放下？」

⑥持續進行這些步驟，直到自己的內心可以平穩地安靜下來為止。

從大地充飽能量的「接地冥想」

感到活力衰退時，最有效的冥想法，就是汲取地球能量，讓自己的內心充飽電。

坦白說，赤腳貼地進行這套冥想法的話，威力會更加強大，不過待在室內用聯想的方式，其實也能進行接地冥想。只要雙腳能確實地踩在大地上或地板上，無論站著或是坐著都能進行。作法只須依照下述步驟進行聯想即可。

❶ 讓自己的能量向大地釋出

讓自己的能量，從肚臍下方一帶，朝下釋放。想像自己的能量自腳底往地面

自己的能量與地球的核心緊密相連

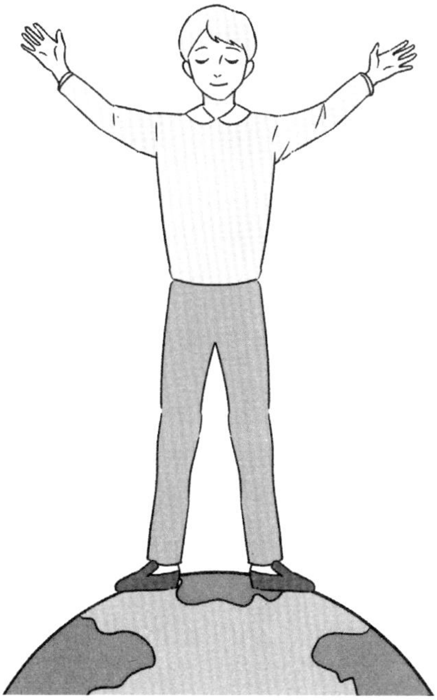

方向，不斷釋出。將不需要的情緒視為能量，排出體外之後，同時融入大地之中。大地會將這些不需要的情緒轉變成美好的能量。想像由腳底發展出來的能量，會一面吸收地球大地的能量，同時將大地的能量與自己的能量逐漸合為一體。

❷ 與地球的中心緊密相連

接下來請想像一下，能量不斷地向下發展，同時與地球中心的能量連結在一起。現在地球的能量與你的能量，已經完全結合了。

❸ 能量回歸到自己身上

想像一下與地球中心的能量相連結後，能量變得更強大，朝著你回到身上。從腳尖開始，增強的能量進入到你的體內。接著經由雙腳，直竄到胸口一帶的心臟。

利用這套接地冥想法，你會感覺到全身充斥不可思議的力量。

世界上存在許多可療癒內心的冥想法。請大家一定要來試試看，究竟哪一種方法有助於改善你眼前的煩惱。

PART

5

實現夢想的冥想

如果凡事都能夢想成真，
你想實現什麼夢想呢？
在實現夢想之前，
你想擁有什麼東西呢？
為什麼你想實現這個夢想呢？
冥想可以成為
促使你夢想實現的強大助力。
想讓自己的夢想實現，
關鍵就是養成每天冥想的習慣。
本章將會告訴大家，
想要實現夢想不可不知的幾件事。

列出心中的夢想清單

無論你的夢想是什麼，無論你有多少夢想，假如都能實現的話，你想實現哪些夢想呢？

一直到開始加入冥想的行列之前，我根本不知道，冥想對於實現夢想會這麼有效。但在學習冥想之後，我終於明白，想要夢想實現，冥想絕對不可或缺。

我認為夢想實現，意思就是你的人生有希望相隨。只要想著夢想會實現，內心就會充滿悸動。

你想要實現的夢想，一定存在一個想要實現的理由（意圖）。坦白說，這個理由（意圖）非常重要。

比方說，假設你的願望是事業成功賺進一大筆資金。而想要賺進一大筆資金這件事，就是你的願望。當一大筆資金到手之後，也許你會夢想住在滿心憧憬的房子裡。如果你是因為想讓家人更幸福，希望家人可以安心生活，那麼你的意圖就是讓家人得到幸福，安心過生活這件事。

就像這樣，每一個夢想或願望，其中都存在實現這些夢想或願望的理由。

因此，現在要請你想想看有哪些夢想希望實現，再將這些夢想寫在紙上。因為在冥想前看著這張列出夢想的清單，將進一步使冥想的效果加速顯現。想到什麼直接寫下來即可，也可以自己分門別類寫下來。

舉例來說，可以分類成物質層面的願望、感情層面的願望、精神層面的願望，也能區分成關於健康或美麗的夢想、工作方面的夢想、私人方面的夢想、整體方面的夢想。

一邊列出清單的同時，還要想想看，為什麼想實現這些夢想的理由（意圖）。接下來，在每個夢想的區塊，也要一併將理由（意圖）寫上去。

這份意圖與夢想的清單，必須隨身攜帶以便隨時過目。因為在開始冥想前拿出來看一看，才能撒下實現夢想的種子。

建議大家用自己方便的做法列出夢想清單，例如寫在紙上、寫在記事本上、輸入手機的日曆軟體、將寫好的清單用手機拍成照片等等，然後隨身攜帶。

順便提醒大家，據說這份夢想清單最好別讓其他人看見。因為你會在意別人是否會認同，搞不好自己的夢想經人指手畫腳後，會讓你就此放棄。所以清楚自己的夢想就好，將夢想清單好好地放在心上。

搭上時光機體驗夢想成真後的未來

還有一種冥想法，是在幻想的世界中，搭乘時光機飛向未來，想像夢想已經實現的自己會是什麼模樣。

這套冥想法，雖然只是在腦海中想像描繪，不過一旦看見了自己夢想實現後未來的模樣，心情會變得十分雀躍，然後期盼夢想實現的情緒將高漲起來，心情會變得像是夢想真的實現一般美好。而且，未來的自己會告訴你，如何讓夢想確實成真的方法，於是躍躍欲試的勇氣將愈發湧現。請大家一定要來體驗看看這種感覺。

❶ **想像未來夢想實現時的具體時間**

就從現在開始，前往夢想實現後的未來吧！

你想去看一看的未來，實現哪些夢想了呢？這些夢想已經實現的未來，是在幾年後的幾月幾日，時間是幾點鐘，地點在何方呢？

❷ **搭上時光機前往未來**

目的地決定好了之後，搭上時光機飛向未來吧！任何型式的時光機皆無妨。現在你正搭上你自由想像出來的時光機了。

❸ **抵達未來**

接下來，時光機緩緩地騰空升起，飛向了你夢想實現後的未來。飛行一段時間之後，抵達了你夢想實現後的未來。在那裡你似乎看見了什麼。請環顧一下四周，看看附近有什麼東西。

- ◆夢想實現後，你在那裡做什麼呢？
- ◆周遭有什麼人嗎？
- ◆你們在談論什麼呢？

搭上時光機

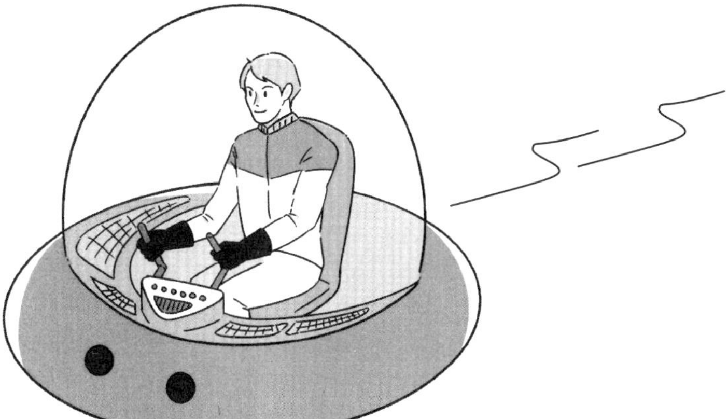

◆你有聽見什麼聲音嗎？

◆這時候身體出現了怎樣的感覺？

現在請感覺一下，夢想實現後的感覺。

❶ 接收訊息

假使夢想實現後的自己，想要傳遞訊息給現在的自己，會是怎樣的訊息呢？請試著接收一下這些訊息。

❷ 獲得啟發

夢想實現後的自己做了哪些行為、付出怎樣的用心及努力，才能達到如此境界呢？請接收這些訊息，獲得啟發。

接下來，請向未來的自己致謝，因為未來的自己傳達了這些重要訊息。

❸ 設定記號

現在要設定一個記號，以便能隨時回到那個地方。這樣你就能任意返回那個地方了。

接收來自夢想實現後的自己所發出的訊息

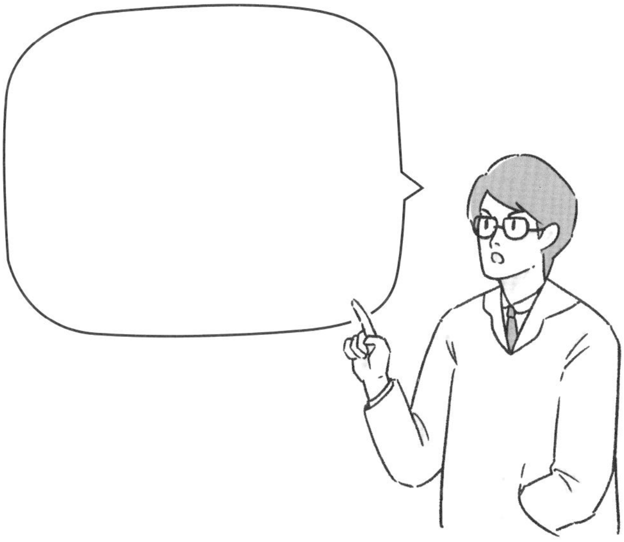

❹ 回到現在

接下來，請再次搭上時光機，然後慢慢地回到現在這個地方。

❺ 記下訊息

回到現在之後，趁著記憶還鮮明時，將看到的景色、接收到的訊息以及重要的啟發記錄下來。

出發去見未來夢想實現後的自己，這段旅程還愉快嗎？

內心感覺受挫、不安的時候，這趟前往未來的旅行，隨時都能為你帶來不可或缺的訊息。

創造「夢想的拼貼畫」

大家要不要試著描繪出未來夢想實現後的模樣，創作一幅「夢想的拼貼畫」呢？

夢想拼貼畫，就是用大型紙張作為底紙，再從網路上列印出「自己未來希望變成哪樣」的願景照片，或是從雜誌及廣告手冊等文宣上找圖片剪下來，拼貼成一幅畫。

想貼什麼圖片都行。像是自己想要大展長才的地方或場景、想擁有的辦公室或住家、渴望得到的物品、希望見上一面的人，或是希望在哪些人環繞下生活在怎樣的環境等等，靠自己的靈感收集圖片剪下來後，讓未來想要實現的願景可視化。

創作拼貼畫的作業過程會非常愉快，你應該會覺得，整個過程就像在冥想一樣。現在馬上就為大家介紹如何創作。

❶ 準備底紙

第一步要準備底紙，可以使用圖畫紙或月曆的背面來創作。

❷ 收集素材

收集想貼在拼貼畫上的素材。想想看用哪些照片比較恰當，再從網路上列印下來，或是從型錄上剪下來。若有看到喜歡的詞句，也可以一併剪下來。

❸ 設計版面

滿意的素材收集齊全之後，放在底紙上開始設計版面。沒辦法全部貼上去的時候，可以想想看選擇哪些圖片來貼會比較好，也可以準備兩張底紙來貼。

設計版面的同時，也要思考一下文字及內容。在夢想實現後的未來情境中，如能再加上想說的話，會更加完美。從雜誌或目錄上發現符合自己心境的文字，也可以安排在版面當中。

❹ 黏貼素材

將選好的素材貼在底紙上。文字可以寫在底紙上，或是另外寫在紙上再貼上去。

❺ 觀看

現在要看一看完成後的夢想拼貼畫，你現在是怎樣的心情呢？

❻ 張貼

將完成的拼貼畫，張貼在每天看得見的地方。

只要看一看完成後的拼貼畫，心理狀態就會一天天改善。而且在冥想前及冥想後觀看拼貼畫，還能使夢想加速實現。

邏輯層次的冥想

接下來要為大家介紹的冥想法，必須運用到所謂邏輯層次的五種知覺辨識，加以聯想後再進行冥想。邏輯層次，則是由美國的實用行為心理學、NLP（身心語言程式學）的專家，聞名全世界的心理治療師羅伯特·迪爾茲所研發出來。

放慢速度一步步進階的同時，想像每個問題的答案，效果會更加明顯。

❶ 想像夢想實現後未來的環境

夢想實現後的未來，就在往前踏出一步的地方。

◆那裡會是什麼地方呢？

◆週遭可以看見什麼嗎？
◆自己看起來是什麼模樣呢？
◆和誰在一起嗎？
◆有聽見什麼聲音嗎？
◆和什麼人進行哪些對話呢？
◆自己內心裡正在訴說著什麼嗎？
◆這時身體有什麼感覺呢？
◆可以試著去好好感受這時候的感覺及情緒嗎？

❷ **行動（正在那裡做什麼呢？）**

往前踏出一步之後，夢想已經實現的你，正在採取怎樣的行動呢？

❸ **能力**

往前踏出一步之後，夢想已經實現的你，現在擁有哪些能力呢？

❹ **堅定不移的想法**

往前踏出一步之後，夢想已經實現的你，現在擁有怎樣的想法或信念嗎？

❺ **充滿可能性的自我概念**

往前踏出一步之後，夢想已經實現的你，自認存在這世上可以做到哪些事情呢？

❻ **使命**

你的人生使命（任務）是什麼呢？

現在一百八十度轉個方向，重新再踏出一步。

❼ **充滿可能性的自我概念**

夢想已經實現的你，自認存在這世上可以做到哪些事情呢？

❽ **信心十足的想法**

往前踏出一步之後，夢想已經實現的你，對怎樣的想法信心十足呢？

❾ **能力**

往前踏出一步之後，夢想已經實現的你，現在擁有哪些能力呢？

往前踏出一步同時發揮想像力

往前踏出一步，在夢想已經實現的未來，
試著向自己提問看看！

①夢想實現後未來的環境是怎樣？

②夢想實現後未來採取了哪些行動？

③夢想實現後具備了哪些能力？

④夢想實現後對什麼事情有自信？

⑤夢想實現後的自己會是什麼模樣？

⑥你的使命是什麼？

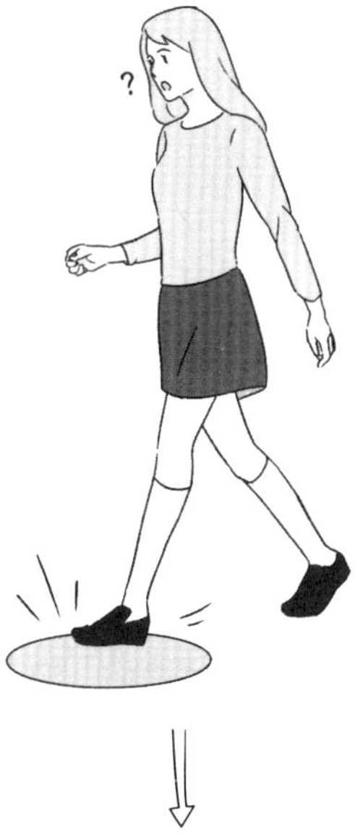

往前踏出一步後，你的新發現，
或是任何啟發及關鍵字，全都要記錄下來！

❿ 行動

往前踏出一步之後，夢想已經實現的你，正在採取怎樣的行動呢？

⓫ 未來的環境

往前踏出一步之後，夢想已經實現的你，身處在怎樣的環境當中呢？

⓬ 回到現在這個當下

請慢慢地呼吸，同時用自己的步調，回到「現在這個當下」。

你看見了怎樣的光景、發現了什麼或是獲得怎樣的啟發了呢？你現在看見的一切還有重要的關鍵字，這些你個人的覺察全都要記錄下來。

向未來致謝的冥想

到目前為止，已經為大家介紹了列出夢想清單，還有搭乘時光機體驗夢想成真後的未來、透過邏輯層次的聯想引導，相信藉由這些冥想法，能讓大家具體想像自己夢想實現時的未來情景了。

自己的夢想，會在什麼時候以哪樣的形式實現？想像著每一個夢想成真後的未來情景，同時你也會發覺到，自己的夢想正在逐漸成真，然後向未來致謝，如此一來可使夢想實現的腳步加快。

「每天安排時間向未來致謝之後，夢想真的開始逐一實現了！」曾經就有人像這樣，跟我分享了他的喜悅。

想像夢想成真後的情景，藉此除了能馬上體驗到愉悅的心情之外，透過提前感受到成果的滋味，據說會讓這個夢想實現的機率升高。

準備一本感謝筆記本，將每天對未來充滿感謝的心情寫成日記，這樣的做法也會很有效果，或是想像著自己在向夢想成真一事致上謝意，一面進行冥想，也能看出不錯的成效。

◆感謝英語能力愈來愈好，得以在國外發揮自己的能力，大展身手。謝謝！謝謝！謝謝！

◆原本一直想要出版的書，居然天賜良機，像在作夢般決定出版上市了。由衷感謝讀者不斷與我分享他們覺得很好看的心情。謝謝！謝謝！謝謝！

◆身體神奇地恢復健康，體質獲得改善，不會感到不適的時間愈來愈長，衷心感謝可以回歸到宜人自在的日常生活。謝謝！謝謝！謝謝！

就像這樣，重點在於將每一個想像，具體地條列式寫下來，加深印象。

我常在講座或演講時，教大家運用這個手法，也不斷有人開心地跟我分享他們夢想實現後的心情，所以請大家一定來試試看！

PART

6

發覺自己人生使命的「靈境追尋」冥想

美洲原住民有一個儀式，
他們為了尋找「個人理想生活」，
會遠離部族，
一個人在大自然中，
探求自己的人生真義及人生目的。
一個人只要能覺察到人生使命和志向，
不但能使每一天的生活充滿熱情，
此外真正的用意是要
活出自己的人生。
本章節要為大家介紹的，
就是發覺自己人生使命的冥想法。

想像著大自然一面進行的現代版「靈境追尋」

過去美洲原住民一直保有「靈境追尋」的傳統文化，他們會在森林、荒野及沙漠當中巡遊，從大自然中找到自己心中的神聖場所，開始為時數日的斷食，同時不停找尋自己的理想，直到從大自然獲得靈感為止。

現在似乎也有一種旅遊行程，可以在大自然中，體驗美洲原住民的「靈境追尋」，不過在本章節，將為大家介紹在鄰近的大自然裡，就能經由冥想進行現代版的靈境追尋。

這是曾經在 PART 5 為大家作過介紹，由 NLP 的專家羅伯特．迪爾茲所研發出來，名為「Active Dreaming」的手法。

側耳傾聽在大自然中能夠聽見的聲音，同時也能接收到自己需要的訊息，其實一面想像著最喜愛的大自然，也能夠接收到自己必需的訊息。大自然會提供我們現在自己需要的訊息，現在就來按照下述方式實踐看看。

❶ 利用五感感受大自然

前往大自然，依照直覺找找看，哪一個地方會讓你感覺大自然在呼喚自己。來到這個地方之後，放空思緒，利用五感感受眼前的大自然。直接觀察映入眼簾的一切，聆聽竄入耳朵的聲音，透過嗅覺及肌膚感受眼前的大自然。倘若無法前往那個地方，請想像自己已經來到那個地方，同時利用五感感受大自然。

❷ 從大自然接收訊息

等待訊息來到自己的心中。放下思緒，等候訊息降臨。

❸ 將接收到的訊息記錄下來

將來到自己心中的訊息筆記下來。大自然會傳達什麼給自己呢？在這些大自然中具象徵性的符號是什麼呢？如果和這樣的大自然相連結後，會讓人想動起來的話，試著隨波逐流動一動。說不定，你將從中獲得啟發。一邊活動身體，再一邊深入理解訊息所代表的含意。

❹ 完全融入大自然

試著融入這樣的大自然當中。在這種狀態下，向大自然詢問有關下述六個層面的訊息。

◆針對環境層面有何訊息嗎？
◆針對行為層面有何訊息嗎？
◆針對能力層面有何訊息嗎？
◆針對信念及想法層面有何訊息嗎？
◆針對自我認知層面有何訊息嗎？
◆針對心靈及使命層面有何訊息嗎？

從大自然接收訊息，這些訊息將會有如靈感乍現一般。

❺ 再前往五個地方進行體驗

再前往五個地方，體驗①至②的過程。或者也能想像自己來到另外五個地方進行體驗。想想看，合計從六個地方的大自然接收到的訊息，該如何逐一運用。

與大自然緊密相連後，相信你就可以接收到自己需要的訊息了。

現代版「靈境追尋」的作法

身處於大自然當中，面向太陽，打開雙臂，接收靈感

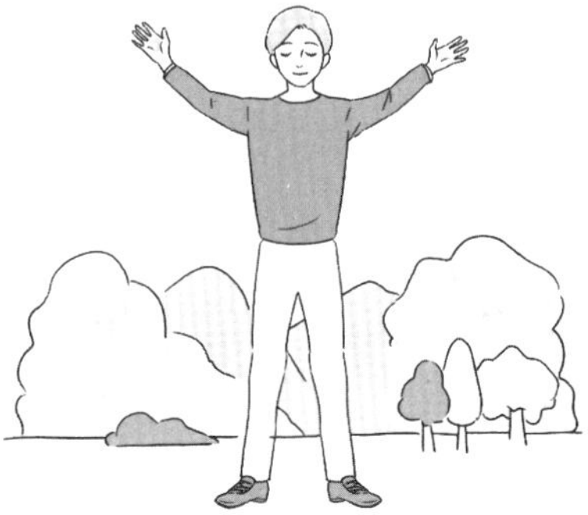

向大自然提問六個訊息是什麼
① 針對環境層面有何訊息嗎？
② 針對行為層面有何訊息嗎？
③ 針對能力層面有何訊息嗎？
④ 針對信念及想法層面有何訊息嗎？
⑤ 針對自我認知層面有何訊息嗎？
⑥ 針對心靈及使命層面有何訊息嗎？

⇓

再前往五個地方進行這項體驗。

⇓

往前踏出一步後，你的新發現，
或是任何啟發及關鍵字，全都要記錄下來！

「追根究底」活出心動人生的冥想

你覺得自己這輩子，活得夠精采嗎？

在「追根究底」的過程中，你會發現自己這輩子為何而活的理由。本章節將帶領大家，運用一些問題追根究底，探索心動人生的源頭。

像冥想一樣，靜靜的閉上眼睛，逐一提出下述的問題。答案可以有很多個，將腦海中浮現出來的一切，如實挖掘出來（在追根究底的過程中，除了現在的一切之外，也十分重視回想起小時候喜愛的事物。這套方法，就是要回憶起兒時喜愛的一切，連同當時感受到的心動感覺，才能進而活出現在的人生。因此，會以下述形式，刻意用過去式依次提問。）

將喜愛事物列出清單並將要素寫出來

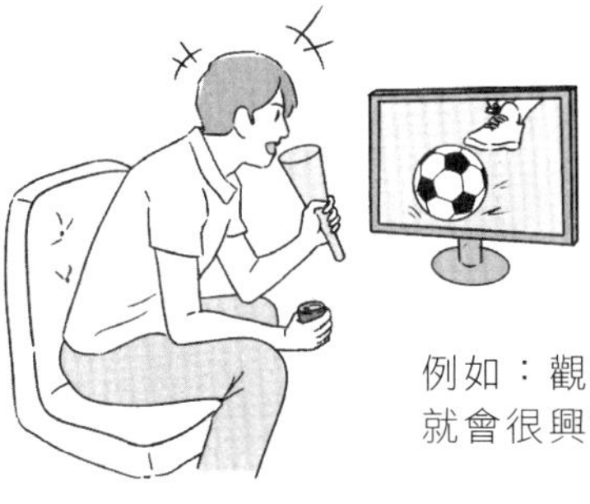

例如：觀看足球比賽
就會很興奮

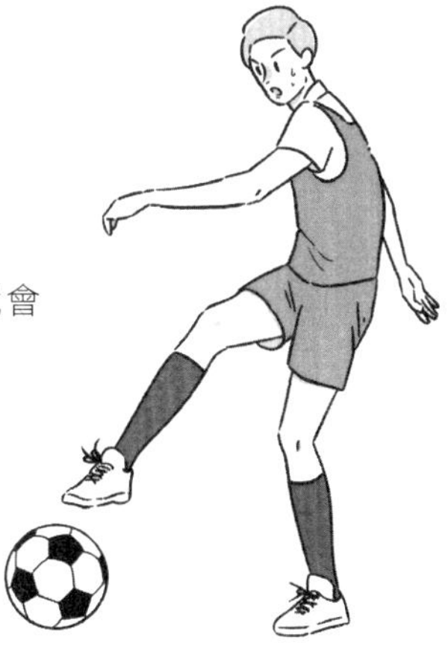

例如：活動身體就會
很快樂

Q▼你小時候曾經喜歡過什麼？

Q▼你現在喜歡什麼？

Q▼小時候做什麼會讓你快樂到忘記時間？

Q▼現在什麼事會讓你感到快樂？

Q▼曾經專心一志做過什麼事？

Q▼現在專心一志在做什麼事？

Q▼以前你會因為什麼事而感到開心？

Q▼現在你會因為什麼事而感到開心？

Q▼以前你會因為什麼事而感到驕傲？

Q▼現在你會因為什麼事而感到驕傲？

Q▼以前你會因為什麼事而感動？

Q▼現在你會因為什麼事而感動？

在這些答案當中，哪些要素對你而言會覺得至關重要呢？如果要在現在的日常生活中運用這些要素的話，你可以如何融入生活加以沾用呢？

覺察自己需要哪些要素，並將這些要素融入日常生活當中，才能讓你每天都過得很滿足。

「盤點個人人生」的冥想

我的恩師，曾任社會產業教育研究所所長的岡野嘉宏，曾經傾力推動一項集訓模式的研討會，名叫人生冒險研討會。研討會是在一個可以欣賞到大海的會場舉行，過程中會向自己提問，同時讓自己挖掘出過去從未覺察到的關鍵重點。現在就來介紹岡野老師當時使用過的問題。

①現在的自己是怎樣的自己？

②自己的優點及強項是什麼？

③自己的弱點或想要改善的部分有哪些？

④如果凡事都能實現的話，想要實現什麼？
⑤如果凡事都能實現的話，希望自己變成怎樣？
⑥真正想要得到的東西是什麼？
⑦當這個夢想實現或是成為夢想中的自己，對自己而言具有怎樣的意義及價值？
⑧為了實現這些可以做到哪些事？
⑨為了實現這些必須做到哪些事？
⑩為了實現這些第一步要做什麼？
⑪何時須做什麼？
⑫因此今天須做什麼？

一面向自己提出這些問題，一面進行冥想之後，你的覺察將更加深入，得以明白對自己而言真正重要的事情是什麼。

在人生低谷發現「天命」的冥想

偶然發生在你人生中的高低潮，是為了向你傳達什麼呢？

有一個心理學的手法稱作「生命曲線」，會用一條線來表現人生的起起伏伏。試著畫出這條線後你就會明瞭，沒有一個人的人生會是一直線，也沒有人會一直線朝右上升。發展心理學的專家，白百合女子大學名譽教授田島信元老師便提道，一個人的成長及發展，絕對不會是一條直線。我們每一個人的人生，都會有高低起伏。所以任何人都會有發展順遂的時期，也會遇到感覺挫敗的時候。

有一位很重要的友人，心理溝通師上村光典先生告訴我，唯有在人生低谷，才會知曉天命。

「背向你最煩惱的事情，就能看見你天命的那扇門。」這句話，據說是上村老師的師傅，神級導師小南奈美老師告訴他的，現在他將這句話傳授給我。

當時我一直在想，如果天命會在自己人生低谷時出現，究竟會是什麼？反覆思量之後，我才明白為何會感覺像在低谷的理由。

美國的佛教哲學家，同時也是名社會活動家的喬安娜・馬西也說過，「悲傷或憤怒的另一頭存在愛（自己應該做的事）」，這句話的意思不也是如出一轍嗎？

在PART 1曾經介紹過，迪帕克・喬布拉先生的著作《THE SEVEN SPIRITUAL LAWS OF SUCCESS》當中寫道，當他遇到痛苦的事情時，會藉由下述的提問，用問題的形式將突發事件表現出來，就能找到機會。

「或許可以從這些經驗學到什麼？」

「或許是宇宙在藉由這些突發事件，告訴我某些訊息？」

「怎麼做才能用這些經驗來幫助人類？」

假如你現在正身處於痛苦中，想要克服這些苦難的話，或是你想了解過去的痛苦代表什麼意義，在提出這些問題的同時，一面進行冥想，會很有幫助。

當你發現苦難對自己而言別具重大意義時，說不定會在發現天命的同一時間，也能找到生命的意義。如果你在人生的低谷發現天命，那會是什麼呢？

用線條表示人生的生命曲線（有起有伏）

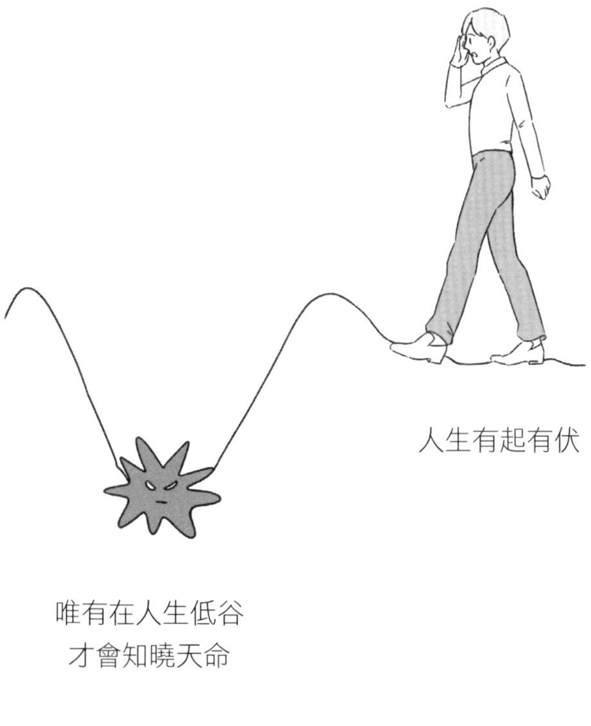

賢人君子都在做的「提問」冥想

賢人君子，為什麼能成就豐功偉業呢？

我認為，他們應該都是保有冥想的習慣，所以才能在他們的人生中，覺察到最重要的事情。

如果我們能像他們一樣，運用他們習以為常的提問進行冥想，相信同樣能讓人生這段活著的時間，過得很有意義。

曾在 PART 1 介紹過的弗朗西絲．赫塞爾貝，她的心靈導師，也是被譽為現代經營學和管理學發明者的經營學家彼得．杜拉克，便曾在著作的《非營利機構的經營之道（MANAGING FOR NON-PROFIT ORGANIZITION）》一書中，介紹過會對自己以及自己的組織有益的問題。這些問題可以釐清人生的本質為何，因此一面冥想一面在自己心中尋找答案，是非常有意義的一件事。這套冥想法，就是閉上眼睛，在腦中逐一提出下述問題。

「希望自己透過什麼被記憶（記住）？」
「想在哪些領域做出貢獻？」
「自己（我們）的強項是什麼？」
「什麼會被需要？」
「最大的需求是什麼？」
「希望藉由提供什麼，如何滿足對方？」

迪帕克．喬布拉博士在著作《POWER, FREEDOM, AND GRACE》一書中提道，只要提問，宇宙就會告訴我們答案。而且他十分建議大家在冥想前提出三個問題（「自己是什麼人？」、「自己真正想要的是什麼？」、「自己的人生目的為何？」），除了在冥想前應善用這三個問題之外，另外還在著作中介紹了其他效果顯著的問題。

運用這些問題，在自己內心深入挖掘這些答案的過程，相信也會有助於大家做到最重要的覺察。

「自己出生的目的是什麼？」

「我是為了學習什麼、體驗什麼才會誕生？」

「自己對於自己的家人、社會及全世界，可以做到哪些貢獻？」

「怎麼做才會對別人有幫助？」

「怎麼做才會幫助到所有認識的人？」

「我的出生是為了發揮怎樣獨一無二的才能？」

「自己獨一無二的才能是什麼？還有如何才可以將這些才能表現出來，為人類效勞？」

「對自己而言最棒的經驗，以及能帶來喜悅的事物是什麼？」

「在人際關係當中，自己想要表現出怎樣的特質？」

向自己提出這些問題之後，也許每次出現的答案不盡相同。但是無論你想到了怎樣的答案，相信都能幫助你往自己人生使命的方向邁進。

PART

7

因應「不同處境」調整心態的速成冥想

日常生活中五花八門的事情層出不窮，
藉由冥想能讓你
因應不同狀況調整心態，
造就出最理想的結果。
本章將為大家介紹，
3分鐘內轉換心情的提問式冥想，
使你能達到最佳表現，
後半段再為大家介紹，
通過想像調整心態的冥想。
在必要場合讀一讀本章內容進行冥想，
就能讓心情好好切換過來。

善用早晨的1分鐘

想讓一天過得很充實，就要在早晨起床後進行1分鐘的冥想。請大家閉上眼睛，試著跟自己說下述這幾句話。

◆希望今天會是個怎樣的一天？
◆希望今天這一天會發生怎樣令人開心的奇蹟？
◆希望今天用怎樣的心情度過？
◆今天可以做什麼事，才能快樂地度過一天？

像這樣跟自己說幾句話，就能讓你隨時做出選擇，以實現滿心期盼理想中的未來。展開美好一天的想像藍圖，一定會在自己心中鮮明地浮現出來。

速成冥想 2

投入工作之前

出門上班後，搭上通勤電車，緊接著抵達公司，走進辦公樓層之前……不管在哪一階段都無妨。請你試著閉上眼睛，在腦中向自己提出下述幾個問題，這樣一來，這天的工作成果將出現神奇的變化。

◆今天希望完成哪些工作？
◆希望今天的工作，會對明天或是往後怎樣的未來有幫助？
◆希望和今天認識的人，建立起怎樣的關係？
◆假如和今天認識的人達到最完美的工作成果，未來將會如何？
◆如果今天要感謝某一個人的話，如何致謝自己才會感到開心？

這些問題，會讓今天的工作成為契機，而這個契機對你會很有意義。

開會的前一刻

很多人說不定會覺得，時常動不動就開會真的很沒意義。不想莫名其妙出席浪費時間的話，不妨在會議開始之前，找個安靜的地方閉上眼睛，一面深呼吸一面向自己詢問下述幾個問題。

◆這個會議最完美的終點在何處？

◆參加這個會議的人有哪些期盼？

◆可以做些什麼，使參加這個會議的人充滿熱忱？

◆這個會議的結果，最好能對日後哪些工作有幫助？

◆為了這些工作，怎麼做會比較好？

過往一直覺得枯燥乏味的會議，在你的行為影響下也許會慢慢變得很有意義。

速成冥想 4

談生意或商談前

工作尚未上手時，相信大家都會深思熟慮，做足準備，以免失敗或進展不順利。但是等到工作上手後，有些人應該就會習慣怠惰度日。早上在辦公桌坐定後，大家可以利用一點時間，閉上眼睛，向自己提問下述問題。

- ◆接下來要會面的人，所重視的價值觀為何？
- ◆可以做什麼，來滿足對方？
- ◆對方期盼的理想未來，是怎樣的未來？
- ◆對方與自己最完美的結局是什麼？
- ◆做什麼才能步向對方與自己最理想的結局？

這些問題，將能幫助你帶來心中期望的成果。

發表簡報前

在發表重要的簡報之前，叫自己「不要緊張」，說不定才是強人所難。怎麼做才能發揮最佳表現，讓對方能夠理解簡報的內容呢？請大家利用一點時間，閉上眼睛，向自己提出下述問題。

- 自己認為對方想聽到哪些內容？
- 用哪一句話，就能讓對方理解你想表達的內容？
- 如何表達會更有效果？
- 對方期盼的內容是什麼？
- 在自己能力範圍內，如何為對方做到最好的簡報？
- 有哪些相關插曲可以提及？

如果你能拿這些問題來問一問自己，簡報的結果肯定會與沒有提問的人出現天壤之別。

速成冥想6

處理客訴時

大家都不喜歡接到客訴，但是試著換個角度想想，其實這些客訴也會成為你的助力。

處理客訴之前，請閉上眼睛做深呼吸，然後向自己提出下述的問題。

◆顧客期待的是什麼？
◆顧客期待我做什麼？
◆現在顧客期待的是什麼？
◆若能趁此機會好好處理讓對方成為忠實顧客，可以如何應對呢？

理解對方的要求再做下一步的話，客訴也能變成讓對方成為忠實顧客的大好良機。

「客訴就是機會」，藉由冥想，甚至能讓你的觀念出現如此轉變。

速成冥想7

交易或商談不順利時

工作時一定需要與人交流，但是想要掌控對方，卻無法順心如意時，也許就會令人亂了手腳。

這種時候記得閉上眼睛，問問自己下述這幾個問題。

- 是否未顧及到對方的心情？
- 對方在意的點的是自尊心？還是虛榮心？
- 想要顧及對方在意的一切，該怎麼做才好？
- 如何應對才能超越對方的期待？
- 對方心中最完美的境界為何？

「如何用言語表達，才能成就超乎想像的未來？」請大家將這句話放在心上，再次向對方約時間碰面。

速成冥想 8

一敗塗地時

工作上難免出錯，愈嚴重的差錯，愈是需要時間才能重新振作起來。已經發生的事回天乏術。建議大家做做深呼吸，同時向自己提出下述幾個問題，讓失敗成為成功之母。

◆能夠怎麼做才能扳回一城？
◆下次哪些部分該如何改進，以免重蹈覆轍？
◆現在能做什麼，才能有所改進？
◆從這些經驗可以學習到什麼？
◆如果能在這些經驗當中找到可取之處，哪些部分最可取？

失敗的時候，恰巧能抓住一個機會，好好反省當時的思考邏輯、所作所為。善用這次的失敗經驗作為成功之母，你就能進一步向上成長。

遭受上司或客戶責罵時

工作不會總是一帆風順，工作上需要解決問題的場合更是不在少數。事情進展不順利的時候，免不了遭上司、客戶責備，雪上加霜，說不定還會感覺對方在找麻煩。

這種時候，有幾個問題想介紹給大家，希望大家先閉上眼睛，再向自己提問看看。

◆對方口中的這些話，真正用意為何？
◆對方的話中，存在哪些期待？
◆如果接下來想要挽回局勢的話，能夠怎麼做？
◆假如將這次經驗當作成長的動力，應該如何善加運用？

你和對方的關係，隨時都能改變。正因為發生了某些事情，冥想才能讓你覺察，懂得去回顧自己言行，成為讓自己成長的機會。

速成冥想10

心情煩躁時

自己一旦沒有後路可退，人就無法靜下心來，這是內心在發出信號，希望可以放慢腳步。建議大家閉上眼睛，向自己提出下述幾個問題，如此你才能接收到信號，讓心情平穩下來。

◆能夠怎麼做，才能在短暫時間放鬆下來？
◆可以讓呼吸變輕鬆，稍微加深呼吸嗎？
◆試著回想一下，心情愉快時發生了什麼事？心情平靜時遇到了什麼事？

比方說，想像一下撫摸幼犬後內心感覺很平和時，類似這種能讓自己的情緒緩和下來的瞬間，這樣你就能隨時找回心靈的安定了。只要能回想起自己心中愛的感覺、溫暖的感覺，你一定可以找回內心的平靜。

速成冥想11

沮喪時或受挫時

人偶而會遇到心情低落的時候。困難當前時，請冷靜地深呼吸，再閉上眼睛，然後試著向自己詢問這些問題。

◆怎麼做才能改善這個狀況？

◆自己原本期待的狀況是怎樣？

◆若想進一步實現期待的結果，能夠怎麼做才不會像現在這樣？

◆在這當中會選擇哪一條路？

◆選擇這條路後，未來將會發生哪些轉變？

縱使眼前事態嚴重，還是要請大家在一年後，回想一下今天發生的一切。因為總有一天，你會印象深刻地回憶起，那一天曾經「發生過那樣的事情」。你會發現，也許你能做到不同於今日的所作所為，逐漸找回元氣。

速成冥想12

下班回家

努力工作一整天後，終於下班回家了。回家搭電車時，閉著眼睛將焦點放在下述問題上，就能讓這一天過得更有價值，內心也會感到更滿足。

◆今天努力做了什麼事，或是完成了哪些工作？
◆今天值得讚許的部分有哪些？
◆今天有所長進的部分有哪些？
◆今天想用哪一句話來好好慰勞自己一番？

微不足道的事情也無妨，請試著找出三件做得很好的事情。還要試著將注意力放在明天想嘗試看看的事情及對未來有幫助的課題上。為了讓明天過得更充實，可以事先在腦海中想像一下。

放鬆下來讓身體喘息片刻，好好地恢復元氣。也要感謝今天這一整天的一切。

速成冥想13

從工作回歸家庭時

工作與家庭的角色能夠順利切換，家庭才會更加圓滿。

請大家閉著眼睛做深呼吸，想像一下等待你回家的家人，再向自己提出下述這些問題。

◆做什麼才能讓重要的家人笑容滿面？

◆絕對不能做什麼，才能守護重要的家人讓他們喜笑顏開？

◆家人需要怎樣的父親（母親）？

◆為了讓家人和自己開心生活，回家後想要做什麼？

只要你的表情充滿幸福，這樣的幸福也會傳遞到家人身上，最後才能讓整個家庭充滿笑容。

速成冥想14

睡覺前

當作一天的結束，向今天致上謝意後再畫上句點。躺在床上閉上眼睛，向自己提出下述這些問題，這樣也能讓明天過得更充實。

- ◆今天發生了什麼好事？
- ◆今天開心的事是什麼？
- ◆今天驕傲的事是什麼？
- ◆今天想向什麼人如何致謝？
- ◆希望明天會是怎樣的一天？

你隨時都能做出讓自己幸福的選擇。在心裡想像著，希望明天會發生怎樣的好事，當這些事情成真後，再好好地致上謝意。

請在腦海中描繪，未來會一天比一天光明的情景。

速成冥想15

陷入自我否定覺得「自己就是不行……」時

受某些突發狀況影響下，有時候說不定會讓人產牛自我否定的想法。這種時候建議大家閉上眼睛，放輕鬆地呼吸，同時向自己提出下述問題。

◆你尊敬的人是誰？

◆你聯想到這個人的時候，會將這個人定位在哪裡？

試著用相同的定位，想像一下自己的狀況。請觀察一下，自己暫時位居在這個位置上的模樣。

想想看你心目中尊敬的人，具備哪些可取的要素，例如溫柔、寬大、知性、聰明、賢能、有情有義……，其實你身上也具備了這些要素。正因為你自己身上也擁有相同的要素，你才能在尊敬的人身上發現到這些要素。所以你有多尊敬對方，就要多尊敬自己。

速成冥想16

午休時

午休是一個能讓身心重開機的大好良機。

所以你可以拋開工作，好好地放鬆一下。第一步，建議大家先輕鬆地做三次深呼吸。趁午休時間放鬆下來，恢復精神，好好充飽電，讓頭腦及身心喘息片刻，才能消除疲勞。

你能夠想像自己宛如青空上輕飄飄的白雲一樣，全身放鬆，隨著風來來去去嗎？或者你也能想像自己變成一陣風，自由自在地漫天飛舞。

晒著暖呼呼的陽光，心情肯定很愉快。就像貓咪愜意地睡著午覺一樣，徹底放鬆下來就好。你無所不能。接著好好地恢復精神之後，一定能神清氣爽地展開下午的工作。

你可以全力發揮自己的才能，展現出美好的成果。你可以用舒爽的心情，投入下午的工作。現在再請你慢慢地呼吸，回到「現在這個當下」。

心很累時

人有時會感覺心很累。這種時候，請好好傾聽內心發出的信號，這是在提醒你該「放慢腳步」了。請你慢慢地深呼吸，同時利用一點時間，將所有的事情放下，體會一下放鬆的感覺。

你能夠整個人像飄浮在空中的白雲一樣，釋放全身力氣放輕鬆嗎？當你愈放鬆，無論身心肯定都能逐漸恢復元氣。

切記偶而要讓身體喘口氣，好好地充飽電。往後需要力量時，才能隨時充電。當你明白這些力量就存在自己的身體裡，一定會覺得很開心。

你擁有這些力量。請你好好休息充飽電後，再依循自己的腳步，回到「現在這個當下」來。

速成冥想18

自己做不到而自我嫌棄時

懊惱著無能為力的時候，同時也會冒出「希望自己能做得到」的念頭。這就是將不甘心的感覺，轉化為一種動力。

目前在腦科學的研究中發現到一點，將無能為力這種不甘心的感覺化為動力奮發圖強後，強化學習的機制會起動，使人加速成長，達到超越他人的表現成果。所以說，為了克服做不到的事情，於是埋頭苦幹之後，人就會有所成長。

當你心裡想著「自己做不到很糟糕……」的時候，請你先放輕鬆呼吸三次看看。接下來，再想一想下述這幾件事。

思索著如何才能做得到，就在此時發現了解決的方法，這樣不是會感到很快樂嗎？接下來，相信你一定能夠愈做愈好。

就像你早就忘了從前不會綁鞋帶的事情一樣，總有一天，你一定會自然而然學會如何綁鞋帶。

雖然不知道你會在今天學會，還是明天才能學會，但是在學習進步的這段過程中，相信你也能樂在其中。

速成冥想19

害怕失敗時

從失敗中，可以獲得許多寶貴的經驗，例如你會發現面對下次挑戰時，怎麼做才會一路順遂，也會對自己的積極主動感到驕傲。

為了不讓失敗僅只於失敗，請在安靜的地方集中精神，閉上眼睛向自己詢問下述幾個問題。

◆勇敢挑戰可以讓自己獲得什麼？
◆從失敗中可以獲得什麼？
◆放棄不再挑戰比較好，還是不怕失敗繼續挑戰比較好？
◆如果什麼事都能挑戰看看，你想挑戰什麼事？

何謂失敗全憑主觀認知，也許有時候根本稱不上失敗。失敗只不過是做了某件事，卻感覺不順利的反映。

所以失敗只是通往成功的過程之一。你的未來，肯定會發光發熱超乎想像。

速成冥想20

早上起床很痛苦時

早上起床覺得很痛苦的時候，請你在被窩裡閉上眼睛，回想一下日常生活中微不足道的樂趣。小事也無妨，例如像是熱烤吐司的香味、現沖咖啡的香氣、可口味噌湯的味道，想想看早上最愛的氣味是什麼？

◆早上迫不及待觀看的電視節目是什麼？
◆喜歡出現在這個電視節目中的哪位明星？
◆經由五感的體驗，早上最喜歡的感覺是什麼？
◆今天這一整天當中，最快樂的時間是何時？
◆假如今天會發生開心的事，會是什麼事情？

無形的啦啦隊，今天同樣在你身邊為你加油著。請想像一下這團啦啦隊的聲音，世界正在等待著你的參與。

早上再怎麼努力還是爬不起來時

不管再怎麼努力，早上還是很難爬起來的時候，請你閉上眼睛，一面深呼吸，一面用身體來檢視看看，現在你的身體裡究竟感覺如何？

將注意力放在自己身體的內在，看看第一個感覺是什麼？那樣像是在怎樣的場所、有什麼感覺、會不會覺得怪怪的、身體會不會僵硬、會不會全身無力、身軀有沒有很沈重、會熱熱還是冷冷的、會不會發麻、會不會痛、會不會有不舒暢的感覺、會不會癢……究竟會出現怎樣的感覺？請暫時將焦點放在這個地方。

接下來請詢問自己看看：「為什麼現在會有這種感覺呢？」不需要馬上回答也無所謂，請好好地等待身體的反應。

甚至於，不需要回答也行。而且，答案說不定不是經由言語，而是透過直覺反應出來。也許在轉化為言語之前，就能感覺出來。

好好傾聽症狀想要傳達什麼。症狀對你而言，都會是有幫助的正向訊息。不管這些訊息會是什麼，都不要否定迎面而來的答案，應該照單全收。

早上爬不起來這件事，究竟想要告訴你哪些正向訊息呢？是不是該想想其他方法，來滿足這些正向的意圖呢？

假使因為早上爬不起來，能藉此達成某些目的的話，除了早上爬不起來之外，有沒有其他方法可以達成這個目的呢？

不斷地提出想法，在這期間一定可以從中找到自己能夠接受的解決之道。如果能從這些想法當中挑選出幾個方法，哪些方法最好呢？

選定方法開始行動之後，未來會發生怎樣的變化呢？未來你希望如何前進，你就擁有這樣的力量。

所以你可以將能量用在自己期望的未來上。為了充滿希望的未來，今天你想要做什麼呢？

然後再慢慢的深呼吸，並試著神清氣爽的清醒過來，從床上起身吧！

速成冥想22

不想上班時

不想去上班的時候，將注意力放在呼吸上，好好的呼吸並放鬆下來，如此一來就能轉換心情。其次，請試著想像一下接下來提到的這幾點。

假如今天要處理的每一件工作，都會關係到你最美好的未來，那會是怎樣的未來呢？無論多麼微不足道的事情皆無妨，請好好挖掘這些靈機一動的價值。

說不定，今天在工作上認識的人，會在你期望的未來當中成為關鍵人物；今天在準備資料時考量到的一切，也許會變成打開未來康莊大道的鑰匙。

在今天這一天當中，你能夠找到哪些部分會對你有幫助呢？你在工作的期間，會發現到對自己有意義以及有幫助的事，同時一步步朝著期盼的未來邁進。能夠察覺到這些事，一定會讓人備感欣喜。

就連些微的異狀，甚至於壓力，都能使你有所啟發，成為你覺察以及前進的關鍵力量，相信你每天都能充滿喜樂地過生活。今天你想要如何成長呢？

速成冥想23

遇到不合理的要求時

有時總會遇到不合理的要求。為了讓紛亂的思緒冷靜下來，請大家想像一下如同明鏡般美麗的湖面，這樣你就能冷靜地做出最好的應對。

請想像一下，提出要求的對方最重視什麼？是自尊心、虛榮心，還是愛炫耀自己的能力呢？不管怎樣，對方就是需要得到某部分的滿足感。為了滿足提出要求的對方，怎麼做才能滿足他的需求呢？

滿足對方的欲望，最好的方法之一，就是感謝。要如何找到方法感謝對方呢？該怎麼說，才能傳達這些感謝好讓對方開心呢？請想想看應該怎麼說或是怎麼做，才能填滿對方心中的空虛。不合理的要求，代表著對方的內心感到空虛了。

如果你的應對可以超乎所求，最終會讓對方發生變化，讓對方感到滿意。而你具備這些智慧，能讓這個瞬間變得更有價值。

速成冥想24

感到孤單寂寞時

寂寞的心情，還有孤獨的情緒，你能夠坦誠面對嗎？無論是怎樣的感情，從你面對它的當下開始，就會產生變化。耐心地接受這些感情吧！

首先請你閉上眼睛，慢慢地呼吸，同時容許自己感到寂寞。其實寂寞的感覺，都是有意義的。試著去擁抱自己感覺寂寞的心情吧！你的存在非常重要，因為你這個人是值得被愛的。

請大家想像一下，寬廣的體育館觀眾席上，滿滿都是在為你加油的人，他們一直陪在你的身邊。你的腦海中，可以聽得見這些加油聲嗎？請體會一下啦啦隊在支持著你的感覺。好好體會一下，有這麼多人支持的感受。

你並不是一個人，無時無刻都有人在守護著你、關愛著你、支持著你。能夠覺察到這一點，一定會感到很開心吧？所以不必擔心任何事情，放下心來。需要你的人，正在等待著你的笑容。

速成冥想25

害怕他人眼光或評價時

第一步先大口呼吸吧！

想像你現在身處於受到保護的安全空間當中，這裡不會聽見讓你心痛的言語，是個很安全的地方。

接著繼續深呼吸。請想像著你的家人，認同你的真性情，讚賞著你的情景。最真實的你存在這世上，值得周遭的人看照著你的一切，你只要表現出你原來的模樣就夠了。所以你也可以無視別人的眼光。相信對方會小心體貼地為你著想。你無論在什麼時候，都能充滿自信地做自己。

然後再慢慢的呼吸，做好準備之後，請再回到「現在這個當下」。

不敢與人見面時

不管是「害怕與人見面」，或是「很想一個人靜一靜」的時候，難免還是會發生不得不去和某人相見的情形。這種時候有一種冥想法，希望大家可以放手一試。

請想像你現在身處於很安心的場所，你現在受到保護，然後慢慢地呼吸。接下來，請想像你的周遭有一層保護罩，可以無時無刻安全地保護著你。這層保護罩會是什麼顏色、怎樣的形狀呢？就連聲音也會被保護罩阻隔，因此你不會聽見任何不想聽見的聲音。無論你去到哪裡，保護罩都會緊緊相隨，所以你可以在完全受到保護之下，安心地度過每一天。隨時在保護罩籠罩之下，一直受到保護。你是安全的。

去和某人見面之前，確保隨時身處於保護罩之下，這樣不管對方說什麼，保護罩都能保護著我們。而且保護罩在感覺安全的地方，隨時都能撤除。直到內心感覺「安全」為止，無形的保護罩會一直守護著你。請你要意識到一點，自己會時時受到保護，並在這種情形下採取行動。

速成冥想27

心情低落時

遇到挫折時，一定會心情沮喪。這種時候，請將注意力放在呼吸上。大口吸氣再吐氣的同時，想像著痛苦及負面情緒全都排出了體外，用力地呼吸三次。愈是用力地深呼吸，也許身心就會逐漸輕鬆起來。

就像小鳥逆著風才能飛得高一樣，你也能善用這些經驗，然後愈飛愈高。你擁有這樣的能力。下次再遇到相同狀況時，你會想要試著如何改進哪些地方呢？為了能如願改變，現在你能夠怎麼做呢？假如在這些突發事件裡，也有好事發生的話，你能找出是怎樣的好事嗎？

人都會成長。陷入谷底的人，可以從谷底翻身。每次發生事情的時候，仔細找出自己的課題，你就能有所成長。

最後，請慢慢地依照自己的步調，回到「現在這個當下」。

速成冥想28

情緒不穩定心浮氣躁時

請找出自己能夠舒服呼吸的力道及速度。

然後問一問自己：「現在你能夠接納自己內心的『焦躁情緒』嗎？」、「你可以暫時放下這種焦躁情緒嗎？」

不管答案是「肯定」或「否定」都沒有關係。無論答案為何，效果都是一樣的。只要坦誠回答自己的心情就好。然後再向自己發問：「可以放下這些情緒嗎？」、「何時才能放下這些情緒？」

現在你的心中懷抱著怎樣的情緒呢？不管你懷抱著怎樣的情緒都無所謂，「你可以坦誠面對這些情緒嗎？」、「你可以暫時放下這些情緒嗎？」、「你能放下這些情緒嗎？」、「何時能放下這些情緒呢？」

不斷地向自己提出這些問題，直到自己的情緒平復下來為止。慢慢地，你的情緒就會找到出口。請你試著反覆探尋現在感受到的情緒從何而來，一面接納這些情緒，然後暫時放下這些情緒，並且詢問自己何時可以放下。不管是怎樣的情緒，只要你能接受這些情緒，就能讓情緒產生變化。

速成冥想29

怒氣無法平息時

怒氣也算是你在展現能量。遇到會使人動怒的事情時，你必須體認到生氣是很正常的反應。在怒氣的背後，你的心情是如何呢？請你閉上眼睛，慢慢地深呼吸，同時再好好察覺怒氣背後的情緒。

請你要重視生氣前的感覺，比方像是覺得很遺憾，或是備感期待結果卻深受打擊，還是充滿了不安、擔心不已……。察覺生氣前的期盼及心情之後，怒氣其實會告訴你必要的訊息。

慢慢地呼吸之後，好好釐清怒氣背後的心情吧！以你的聰明才智，會明白在這樣的情況下，怎麼做才會使未來更加幸福。找回冷靜的態度，才能一步步走向你真正期盼的未來。

為了得到幸福，你一定能善用這些經驗。

現在就請你慢慢地呼吸，用自己的步調，回到「現在這個當下」。

對未來感到茫然不安時

對未來懷抱著茫然不安時，不妨用舒適的步調進行呼吸，同時全身不要用力，好好放鬆一下。你能夠想像，溫柔地擁抱著內心充滿不安的自己嗎？接著你能夠在這個當下，小步地左右腳輪流動一動，踏踏雙腳嗎？讓雙腳輪流動一動，同時一步步地往前踏進，接著你就能到達你必須去的地方。自然地活動一下身體，你就能前往自己期盼中的未來。

世界一直在物換星移，你可以用肌膚感受到這些變化，同時採取必要的行動，前往你期望的未來。不管你踏上的是哪一條路，全都會引領你步向幸福的未來。

存在你心中的羅盤，將引導你走向幸福的未來。讓全身的力量放鬆，放心地享受「現在這個當下」，你就能不斷向前進。現在就來慢慢地呼吸，同時做好準備之後，回到「現在這個當下」。

速成冥想31

搞不懂「為什麼唯獨自己會碰上這種事」時

偶而總會接連碰上倒霉事，也許有時候你會納悶，「為什麼唯獨自己會碰上這種事？」這時候有一個冥想法可以安慰自己、自我勉勵。讀一讀這篇文章，聽一聽廣播內容，好好放鬆一下再讓自己的精神振作起來吧！

不管心裡有多悔恨、多鬱悶、多痛苦、多難受……任何情緒都要照單全收，再好好地安慰自己。請溫柔地告訴自己：「你很棒，遇到這麼慘的事情，你還是努力撐過來了！」

你的存在非常重要。遇到不合理的對待，會生氣、會痛苦是很正常的現象。你沒有做錯任何事。所以你可以從痛苦中獲得解放，讓心情放鬆下來。請向自己提出下述問題，再好好體會心情逐漸變輕鬆的感覺。

◆如果這次意外會是一個大好良機，你能扭轉成怎樣的機會？

◆假設你可以千變萬化，你希望自己變成怎樣？

◆假設你可以千變萬化，你希望這個機會能讓自己發生怎樣的轉變？

其實你的身上，原本就存在讓自己如願轉變的力量。悔恨會形成力量，將這股力量當作自己的原動力吧！不妨趁著這次機會，讓自己脫胎換骨成真正想要的模樣。

試著描繪出理想中的自己。如果是理想中的自己，在這種時候，會如何思考，做出哪些行動呢？

假使這個機會能讓你察覺到重要的事情，假如這個機會能使你如願轉變，說不定此時你就會感謝這件意外插曲的發生。內心充滿感謝的這一天，會在今天、明天，還是一週之後到來呢？無論何時才會來到，相信這一天不會讓你等太久的。不管是迎向轉變的鑰匙，還是走向幸福未來的鑰匙，現在就握在你的手中。

接下來請你慢慢地呼吸，再回到「現在這個當下」。

速成冥想32

遭遇意想不到的麻煩事令人痛苦不堪時

當自己遇上束手無措的麻煩事，首先要好好地面對現在感受到的心情。安撫慰勞一下，正在克服重重困難的自己。

如果有什麼話，聽了會讓自己的心情變輕鬆，請好好地對自己說一說，直到心情平復為止。也可以放輕鬆呼吸一下，同時高喊「謝謝」、「對不起」、「原諒我」、「我愛你」這四句話。

等到心情稍微平靜下來之後，請對自己提出下述這些問題。

◆如果藉由這次經驗能創造出最幸福的未來，將會如何發展呢？

◆如果藉由這次經驗能讓你察覺到真正重要的事情，那會是什麼呢？

◆藉由這次經驗，能讓你學習到什麼呢？

來。

◆怎麼做才能讓這次經驗對人類有幫助？

答不出問題也沒有關係。你將能夠慢慢地找回平靜，一步步打造出幸福的未來。

在我們的日常生活當中，每天都會發生許多意外插曲，動搖著我們的情緒。但是透過冥想，就能讓心靈逐漸找回平靜。

請大家要親自去釐清，在怎樣的情況下，利用哪一套冥想法心情才會放鬆下來，才能找回自己，有時也可以變化不同的冥想法，找出對自己最有效的方法妥善運用。

附錄

因應「不同處境」調整心態的速成冥想

有一種很有效的冥想法，
必須靜心聆聽一面進行。
在本書的最後章節，
將為大家介紹這些情境冥想。
聲音的部分會利用 YouTube 和大家分享，
掃描 QR code 即可開始進行，
請大家善加運用。

＊註：聲音冥想引導老師——沈伶

帶來深度覺察與療癒力量的「花朵冥想」

這套冥想法，是我在學習名為TA（交流分析）的心理學時，我的恩師岡野嘉宏老師傳授給我的。冥想時須讓自己與花朵同化，藉此才能獲得自己需要的療癒感。

請想像你眼前開著一朵花。那會是什麼顏色、怎樣的花呢？

你眼前的這朵花，現在正奮力盛開著。

這朵花，是從前年相同品種的花朵，盛開後採集而來的種子所長成。

這朵花，原本是掉落在地上的種子，後來冷風吹撫、枯葉撒落，層疊於這顆種子之上，再經雨雪交加，白雪時而堆積，接著在不久後又迎來暖春融化了冰雪，暖意造訪地面之後，種子才冒出芽來，並在冷風吹襲中抽高，緊接著在炙熱陽光照射下茁壯生長，偶而遭逢大雨及強風侵凌仍扎實地向下伸根，翩翩長成。

於是，現在才能在你眼前盡情開出一朵花。

• 掃描 QR code •

即可進行「帶來深度覺察與療癒力量」的「花朵冥想」

❶ 將眼前的花朵當作自己

請將現在你眼前的這朵花，想像成你自己。你誕生在這世上的時候，周遭的人是多麼欣喜呢？

- 小時候的你經歷過怎樣的事情？
- 你的青春期過得如何？
- 出社會至今你歷經過哪些事情？

❷ 回憶過去自己成長幅度最大的時期

你也能像現在眼前盡情盛開的花朵一樣，全力綻放嗎？在過去的經驗當中，你成長幅度最大的時期，是哪段經歷呢？

- 如果你現在要感謝的話，你要感謝誰？
- 接著你想說什麼？
- 這句話請你試著在心中說說看。

❸ 向眼前的花朵傾訴

- 假如眼前的花就是你，你會向這朵花說什麼？
- 接下來你還會想要說什麼？

請你對著這朵花，好好地傾訴一番。

說完之後，請閉上眼睛回味一下剛才的過程。

我在學習這套冥想法的時候，準備了一些花，再一朵朵仔細挑選，然後將自己選好的花拿在手上，一邊看著這朵花，一邊聆聽著這段解說進行冥想，結果讓我有了深入的覺察，並且獲得了療癒。

沒辦法實際拿著花朵進行冥想時，可以想像花朵就在眼前然後進行冥想。

花朵冥想

① 將眼前的花朵當作自己

- 你誕生在這世上的時候，周遭的人有多欣喜呢？
- 小時候你經歷過怎樣的事情？
- 你的青春期過得如何？
- 出社會至今經歷過哪些事情？

② 回憶過去自己成長幅度最大的時期

- 如果你現在要感謝的話，你要感謝誰？
- 接著你想說什麼？
- 這句話請你在心中說說看。

③ 向眼前的花朵傾訴

- 你會向這朵花說什麼？傾訴什麼？

⇩

能帶來深度覺察與療癒力量

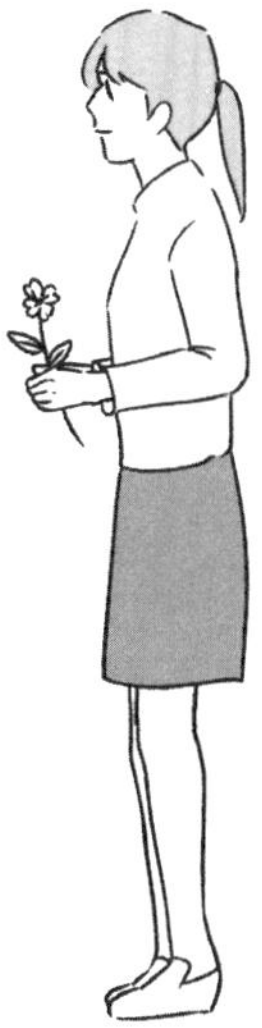

安心好眠的情境冥想

• 掃描 QR code •
即可進行「安心好眠」的情境冥想。

這裡要介紹給大家的情境冥想，出自我的手筆。每次我將影片上傳個人頻道或 Twitter，就會有很多人提出回響，說他們「終於可以好好入睡了」。

這套情境冥想，如能善用 YouTube 的聲音邊聽邊進行，會更有效果。

每次在深呼吸時，身體一定會愈來愈輕鬆。

你可以放下所有思緒。

放掉肩膀的力氣，讓身體保持輕鬆的狀態，放鬆就行了。

你現在，被安心的感覺團團圍繞。

那種感覺，也許就像是被軟綿綿的棉被包裹起來一樣，有一種鬆了一口氣的感覺。

你現在可以好好感受一下，安心平靜的感覺。

你的潛意識都知道。

在這樣平和恬淡的狀態下，你可以放心地待在這裡就好。

可能是今天，可能是明天，也許是在今天與明天的交界，不管是何時，就在不久的將來，你一定能夠察覺到這一點。

當你覺察之後，你會發現無論在何時，你都能怡然自得，這樣一定會讓你感到非常開心。可以在倍感安心的地方，在倍感安全的人守護之下，度過每一天。

這意味著，你可以好好珍惜自己。

代表著，你可以在安全的地方保護自己。

等同於，你受到保護。

在你的潛意識裡十分清楚，你只要做自己就好。

你的潛意識，已經開始覺察。

你可以每天快樂度日。好好療癒自己，讓自己煥然一新，為自己充飽電，然後讓自己恢復元氣。

這些方法及啟示，都會潛移默化傳遞到你的身上。

能讓自己安心的方法及啟示，在你需要的時候，就會成為你需要的東西來到你的手上。

所以你可以沈浸在喜樂之中度過每一天。
於是你得以完全放心，做自己想做的事，享受每一分每一秒。
因為你只需要放心等待，凡事便會一帆風順。
就像是套上救生圈在泳池裡隨波逐流一樣。
宛如像躺在軟綿綿的雲朵上隨風飄曳一般。
相信宇宙，做你自己就好，徹底放鬆全身力氣浮蕩即可。
你的潛意識裡非常明白，一切都會順心如意。
馬到成功的方法，在你心中早已瞭若指掌。
當你能夠覺察到這一點，實在是很美好的一件事。
因為答案一直存在於你的心中，所以放心相信自己就好。

明早睜開雙眼時，你一定會在和煦的陽光中安逸地清醒過來。
相信你會體會到完全恢復元氣，煥然一新，充滿力量的感覺。
在幸福籠罩下展開一天，你會發現自己笑容滿面。
現在就請你慢慢地呼吸，一覺好眠直到明天清晨。

讓未來超越想像的冥想

• 掃描 QR code •
即可進行「讓未來超越想像」的冥想

現在要為大家介紹的冥想法，只需要聽著聲音進行冥想即可。單用耳朵聆聽著，就能將自己內在的力量徹底發揮，你將很有可能獲得超乎想像的結果。

進行冥想時，如能待在安靜的室內，確保在這段時間、這個空間不會被任何人打擾，效果會更好。

現在請將注意力放在自己的內在層面，留意自己的呼吸。試著放輕鬆呼吸，同時感覺自己現在呼吸的狀態。

當你愈專注於呼吸上，說不定你會感覺愈放鬆。

隨著吐氣的同時，你可以放鬆身體的力氣，還能放鬆臉部的力氣，甚至連頭部的力氣都能放鬆嗎？

你可以放下思慮，接著再讓意識開始渙散。

讓身體放輕鬆後，你可以順應身體反應放掉力氣，讓自己放鬆下來嗎？

接下來會提出幾個問題，你只要耳朵聽著就好。所以可以不必回答這些問題。即便腦海中浮現出答案，也不需要多加思量。只要順其自然做你自己就好。你不僅要放鬆力氣，還要放下思緒，然後相信你的潛意識就行了。

假如你擁有獨一無二的才能，那會是什麼才能呢？

你要怎麼做才能對別人有幫助、才能幫助到別人呢？

做什麼事會讓你自己覺得很驕傲呢？

你確實擁有無限的可能性。

你真正想要實現的夢想又是什麼呢？

你就是可能性所代表的能量，你就是這個可能性。

過去生物在演化的過程中、人類在進化的過程中，獲得到的許多訊息及智慧，還有睿智，全部烙印在你細胞的 DNA 中。你的體內存在宇宙的才智。你明白，存在你體內的無限可能性等同宇宙，而且你可以隨時存取這些資訊。你只需要回想起這一切即可。

你無所不能。你可以實現所有的願望。

在冥想後獲得的寂靜當中，可以激發出任何的可能性。

不管是好是壞、是對是錯，甚至連評斷都要全部放手，只需要觀察即可。不需要去掌控事情的發展。要放下想要掌控的欲望，撒下幸福的種子就好。意思是說，應將注意力放在選擇上。

現在自己心裡傾向的選擇，會對自己以及自己身邊的人帶來幸福嗎？
做這項選擇之後，未來會如何發展呢？
自己對於這個選擇感到滿意嗎？
或者這個選擇會讓自己陷入痛苦深淵呢？

所有的答案，都在你的心中。
也許暫時放下思慮，傾聽直覺也是很重要的事情，因為直覺正是宇宙的智慧。
遭遇痛苦的事情時，不妨捫心自問：「從這個經驗可以學到什麼？」這些經驗反而能成為一種學習的機會。

所謂的問題，其實和機會是一體兩面，說不定你會發現，日常生活中發生的問題，將成為一顆機會的種子，衍生出更大利益來。

讓這些經驗可以變成對人類有幫助，甚至還能讓你找到人生的目的。

你具備這些能力。

你擁有這些能力。

覺察到這一點，發現自己能夠激發人生任何領域的可能性，肯定會覺得很開心。

你曾經撒下的幸福種子，正在不斷地成長茁壯。

持續對無限的可能性抱持樂觀，才能享受一切，體驗冒險、神奇以及人生的奧秘。

你的願望，皆源起於意圖，然後你會發現，這些意圖全是為了讓自己以及自己身邊的人得到幸福。

放下對於結果的執著，不必去知道結果如何，享受每一個瞬間，同時還要明白，你一定會得到超乎想像的結果。

對你而言真正需要的，其實是要懂得如何運用你的時間和能量。

遵循得到多少就得歸還多少的宇宙法則，你會發現，你將分配到自己想要的東西，並能藉由所得使富足感進而循環下去。

例如鳥鳴或陽光，這些大自然給予的一切你都能歡喜接受。

還有你內心盼望的話語、愛情、關心、感謝、富裕的錢財，生命所提供的一切你全都能歡喜地接受。

當你明白這件事，肯定很開心。

將恐懼及不安全部放下，被充滿愛的感覺環繞著，你一定能夠明瞭幸福真正的含意便是如此。

你是被愛的。

你是被保護著。

你的生命是受到祝福的。

你能讓所有你認識的人得到幸福。而且可以從所有你認識的人身上得到幸福。

你可以享受人生，發揮獨一無二的才能，而且能超乎預期，你的人生會愈來愈充實，變得快樂無比。

你會激發出所有的可能性。

假使你真的希望夢想成真，你的夢想就有可能實現。

你具備讓夢想成真的能力。你經歷過的一切，還有克服過的困難，所有的一舉一動都能夠幫助你，支持你去實現更遠大的目標。

就像花朵美麗綻放一樣，所有的一切都會緊緊相繫、合為一體。

你正順心如意地邁向你的目標。

今後你將逐漸成長，持續進步。

然後你會進一步更加進化。

因為支持這一切的力量，已經存在你的身上。

你懂得利用哪些方法，才能超乎自己的預期，激發出更多的可能性，並且鼓起勇氣向自己挑戰嗎？

不知道你自己覺察到了沒有，其實你已經具備了令人驚豔的可能性及力量。

啟發這些可能性與選擇權，你就會發現，今後一切都會變得有可能。

你的未來，會變得如何多采多姿呢？

你的未來，會變得多麼幸福百倍呢？

你要如何讓自己期盼的未來夢想成真呢？

現在就請你慢慢地呼吸，同時回到「現在這個當下」。

結語

非常感謝大家堅持到最後。你已經感受到冥想的力量，能促使日常生活變得比過去更加幸福了嗎？

人生是個漫長的旅程。不時會遭遇到各式各樣的難關。說不定還會因此讓你忘記掌舵控制方向，只能一昧地隨波逐流。

在這種時候，大家一定要回想起本書介紹過的冥想法，然後實際做做看。期盼大家都能一步步找回內心的平衡點。

人生會遭遇無奇不有的事情，在冥想的過程中，常常可以讓大家善用這些經驗，成為美好的啟發。

決定自己人生方向的羅盤，只會存在你的心中。藉由冥想，就能讓你覺察到羅盤指示的方向。使你能伴隨著希望，將你的人生過得更有深度、更加精采。

改變人生的冥想習慣 / 加藤史子著 . -- 初版 . -- 新北市：幸福文化出
版社出版：遠足文化事業股份有限公司發行，2021.01
面； 公分 . -- (健康養生區 Healthy Living；15)
ISBN 978-986-5536-36-7(平裝)

1. 超覺靜坐 2. 生活指導
411.15 109020276

健康養生區 Healthy Living 015

改變人生的冥想習慣

作　　者：加藤史子（Kato Fumiko）
譯　　者：蔡麗蓉
責任編輯：梁淑玲
封面設計：白日設計
內文設計：王氏研創藝術有限公司
特別感謝聲音冥想引導老師：沈伶

總 編 輯：林麗文
副 總 編：梁淑玲、黃佳燕
主　　編：賴秉薇、蕭歆儀、高佩琳
行銷企劃：林彥伶、朱妍靜
印　　務：江域平、李孟儒

社　　長：郭重興
發行人兼出版總監：曾大福
出　　版：幸福文化／遠足文化事業股份有限公司
地　　址：231 新北市新店區民權路 108-3 號 8 樓
網　　址：https://www.facebook.com/happinessbookrep/
電　　話：(02) 2218-1417
傳　　真：(02) 2218-8057

發　　行：遠足文化事業股份有限公司
地　　址：231 新北市新店區民權路 108-2 號 9 樓
電　　話：(02) 2218-1417
傳　　真：(02) 2218-1142
電　　郵：service@bookrep.com.tw
郵撥帳號：19504465
客服電話：0800-221-029
網　　址：www.bookrep.com.tw

法律顧問：華洋法律事務所 蘇文生律師
印　　刷：通南彩色印刷有限公司
電　　話：(02)2221-3532

初版十三刷：西元 2023 年 2 月
定　　價：350 元